♥ 前　言

　　医院管理是按照医院工作的客观规律，运用现代管理理论和方法，对人、财、物、信息等资源，进行计划、组织、协调、控制，充分发挥整体运行功能，以取得最佳医疗效率和医疗效果的管理活动过程。医院管理创新是一个全新的命题、开放的命题、发展的命题，也是一个复杂而难以完成的命题。搞好医院管理是完善卫生服务的重要途径，没有高效的管理，提供人民满意的优质卫生服务就无从谈起。

　　当今，医院管理科学随着经济社会的发展和科学技术的进步而取得了迅速、扎实的进展，医院管理理念不断更新，推进了医院的改革与发展。但是，医院管理在改革、发展进程中，遇到的一些新、老问题融汇在一起，形成的迫切需要解决的难题仍很突出，即医院的医疗服务如何满足人民群众的需求，使大众真正受益，同时有利于医院可持续发展，推进医院现代化建设，将二者统一。

　　本书从医院管理制度的理论出发，首先分析了医院运营与财务方面的精细化管理，接着探讨了病案管理、感染管理、医保管理以及行政管理；最后阐述了人才招聘与绩效管理等，建立全面的绩效管控体系可以激发医务人员的积极性，提高工作效率及患者满意度，提升医院的运行效率。本书主要突出了信息化建设在医院档案中的管理与创新。希望本书的出版可以给更多医务管理工作者提供一个有效的学习途径，使医院在管理方面更加优化。

　　由于撰写时间仓促，加之笔者能力有限，书中必然存在诸多不足之处，敬请各位读者与同行批评指正。

作　者

2023 年 1 月

❤ 目　　录

第一章 医院管理的理论

第一节 医院管理制度的基本理论

一、医院概述

（一）基础概念

医院（hospital）是以诊疗疾病、照护患者为主要目的的医疗机构。具体来说，医院是运用医学科学理论和技术，对患者或特定人群进行防病、治病，提供保健服务的场所，并备有一定数量的病床、医务人员和必要的设备，通过医务人员的集体协作，以达到对住院或门诊患者实施诊疗护理与防病工作的医疗事业机构。根据定义，构成一所医院至少应具备以下几个基本条件：

第一，医院应有正式的病房和一定数量的病床设施，应有能力为住院患者提供合格与合理的诊疗、护理及基本生活服务。以实施住院诊疗为主，一般设有相应的门诊部。

第二，应有基本的医疗设备。

第三，应有相应的、系统的人员编配。

第四，医院应具备基本的医疗、休养环境及卫生学管理设施。

（二）医院的分类

医院根据其所有制的形式，分为公立医院和民营医院。在我国，民营医院根据收支结余的分配形式，又分成营利性及非营利性两种。

1. 根据医院所有制形式分类

公立医院是指政府或社会组织为了社会公益目的，利用国有资产开设的，纳入财政预算管理的非营利性医院。

从产权结构角度讲，公立医院也指基于出资人角度，医院的资本结构中国有资本独资或控股的医院，主办主体包括政府举办、国有企事业单位举办等，其基本特征为体现国有资本意志，具有公益性质，提供基本医疗服务，承担维护健康公平的社会责任等。

民营医院（又称非公立医院、私立医院），指由社会资本（含外资）依法建立的自主经营、自负盈亏的医院，主要包括联营、股份合作、私营、港澳台投资和外国投资等医院。根据经营性质不同，分为营利性医院与非营利性医院。民营医院的社会责任体现的是医院的自主自愿行为。因此，民营医院与政府之间的关系与公立医院略有不同。例如，营利性的民营医院还要在市场监管、税务等部门登记。

2. 根据医院收支结余分配形式分类

非营利性医院是指为社会公众利益服务而设立和运营的医院，实际运营中的收支结余只能用于医院自身发展。非营利性医院包括公立医院和民办非营利性医院。

营利性医院是指医疗服务所得收益可用于投资者经济回报的医院。在我国，营利医院都是民办的。

非营利性医院与营利性医院在经营目的，服务任务、收入去向、财政、价格、税收政策等制度方面存在一定的不同。

3. 根据我国政府对医院监管方式分类

习惯上，目前我国政府对医院的监管对象是以所有制形式来分类的（公立医院与民营医院）。然而，仅以医院产权的"公有制"与"私有制"属性来确定医院性质是不恰当的，这种分类方式是不符合社会主义市场经济的，也是不利于医院发展的，这种分类方式在一定程度上局限了民办非营利性医院的发展。

按照医院的营利目的或收支结余分配方式来确定政府监管医院的类别（营利性医院和非营利性医院），才真正符合医疗行业发展规律。

在我国，公立医院都是非营利性的，但是非营利性医院既包括公立医院（政府办非营利性医院），又包括民办非营利性医院。建议描述政府的主要监管对象时用"对非营利性医院的监管"替代"对公立医院的监管"，目的在于：一是强化非营利性医院的概念，弱化公立医院"事业单位"的身份，有助于赋予公立医院更充分的经营管理自主权；二是强化非营利性医院的概念，更利于政府对医院财务制度、经济运行机制的运行监管；三是强化非营利性医院的概念，有利于政府的职能转变，淡化行政化色彩；四是强化非营利性医院的概念，也为社会资本进入医疗卫生领域创造了利好的政策环境。

因此，我国政府对医院的监管对象有三种，分别是公立医院（政府办非营利性医院）、民办非营利性医院和民办营利性医院（简称营利性医院）。

二、行业监管与运行监管

（一）行业监管

行业监管（exlternal regulation），广义上是指监管主体涉及政府各个职能部门（含卫生行政部门）及社会行业组织，监管内容涵盖对医院的准入、价格、质量、医保、管理者任命、编制与人员录用、财政投入与经济运行、规模控制等方面的全行业监管。

这里的行业监管是狭义上的监管，主要指法律法规所规定的，由政府相关部门对医院整个行业的一种政府干预和控制。一般医疗行业监管包括医疗行业机构、从业人员的准入，医疗行业服务提供的价格确定与监督，以及医疗行业服务质量的监管。行业监管的对象是行业内的所有医院。

（二）运行监管

运行监管（internal regulation），指医院的国有资产管理，院长的选拔、任用、考核，经济运行与财务安全的监管，医院绩效考核与政府财政投入等，进而干预医疗服务提供者的行为，以提高医院的运行效率。

医院的监管不同于事业单位监管，因为医院具有多行业特点，既是事业单位，又是健康服务产业的一个主要环节，即具有生产性和经营性，而且医院生产的健康产品具有特殊性。因此，对医院的监管涉及多方利益，需要多部门协同监管；政府对医院的监管要考虑其行业特殊性，必须严格落实对医院的行业审批程序，加强其行业监管和运行监管。

对于医院经营性质的行业监管与运行监管的区别在于，当确认医疗机构经营目的的时候，是准入问题，属于行业监管；而对医疗机构进行日常审计，确认其是否按照原定经营性质运营的时候，就是运行监管。

医院运行监管部门作为出资人代表，是"办医院"的职能部门，应该履行职责；卫生行政部门作为"管医院"的职能部门，应该履行医疗质量，医务人员的准入和资质等行业监管。这样才是真正的"管办分开"，政府才能真正履行好行业监管与运行监管的职责。

三、现代医院管理制度

（一）制度

制度（institution），或称建制，是社会科学的概念。从社会科学的角度来理解，制度泛指以规则或运作模式，规范个体行动的一种社会结构。这些规则蕴含着社会的价值，其运行彰显着一个社会的秩序，被广泛应用到社会学，政治学及经济学的范畴之中。制度有广义的解释与狭义的解释。就广义而言，在一定条件下形成的政治、经济、文化等方面的体系就是制度（或称体制），如政治制度、经济制度、社会主义制度、资本主义制度等。就狭义来讲，是指一个系统或单位制定的要求下属全体成员共同遵守的办事规程或行动准则，如工作制度、财务制度、作息制度、教学制度等。

所谓制度，概括来讲，一般具有以下基本特征：第一，制度是一种规则、法则、规章、行为模式。规则是制度的核心内容。制度具有约束性和强制性，它通过一系列的规则限定了什么是可以做或者是必须做的，为处于其中的人提供奖励或制裁，并通过法律、法规、政策的形式来表现。第二，社会关系决定了制度的规则、法则。通常情况下，人们习以为常的行为方式也是制度的一种表现形式。第三，制度是为了满足人类社会需要而建立起来并为公众所承认的。

制度也可以包含以下三层含义：第一是宏观层面的，主要是社会形态，如社会制度，它属于国家上层建筑，决定着一个国家各行业的方方面面；第二是中观层面的，主要指各种具体的社会制度，如经济制度、政治制度和教育制度等，这个中观层面的制度既包含这一层面的制度的宏观方面，也包含本身范围内的微观层面，体现了制度在宏观层面的要求，又相对独立地规范自己范围内的事务；第三是微观层面的，主要指各种社会组织内部的规章制度，如学校管理制度、军队管理制度和医院管理制度等。制度在反映宏观层面和中观层面制度要求的同时，又对组织自身的具体事务进行独立的规范和要求，有其相对的独立性。

（二）医院管理制度

管理就是在特定的环境下，对组织所投入的资源，如人力、物力、财力及信息进行有效的计划、组织、决策、协调和控制，以便达到既定的组织目标的过程。管理制度即为达到一定的目的而制定的一系列行为规则和运行机制的总称。

医院管理（hospital administration）是按照医院工作的客观规律，运用管理学和相关学科的理论和方法，对医院工作进行计划、组织和控制活动，以提高工作效率和效果、发挥医院的整体功能的模式。现代医院管理是指将现代自然科学、社会科学和管理科学知识及成就应用于医院管理工作，促使医院管理现代化、科学化所进行的计划、组织、指挥、控制和协调等一系列活动的总称。也就是说，用现代科学的思想、组织、方法和手段，对医院医疗技术和医院经济进行有效的管理，使之创造最佳的社会效益和经济效益。现代医院管理是个动态的概念，将随着经济和科学技术的不断发展变化而变化。现代医院管理采用科学的管理方法和管理技术，广泛地运用现代自然科学和社会科学的研究成果，如系统论、控制论和运筹学的应用。现代医院管理中有数以千万计的项目需要收集、储存、传递、处理，现代医院管理要求管理手段现代化，如建立医院管理信息系统、使用最优化数学模型、充分发挥计算机在管理中的作用等。由于医院的服务对象是患者，医院管理有其特殊性，不能把医院视为平均价值的集团（部门），医院要提高疗效，缩短疗程，在最舒适的环境下给患者以最经济的治疗。

（三）现代医院管理制度

现代医院主要表现为：医院功能多样化，大型医院正在成为集医疗、教学、科研、预防于一体的医学中心和培训基地；大型医院内高度专业分工与多科协作化，新兴学科及边缘学科纷纷成立；医院设备走向自动化、小型化，电子信息程度日益增强，医院建筑不断改进；现代管理理念向医院管理广泛渗透。

现代医院管理制度是指医院在新型的公共治理框架下形成的政府、所有者代表与医院之间责任和权利关系的一系列制度安排及医院内部治理机制设计，包括宏观层面的外部管理制度和微观层面的医院内部管理制度。现代医院管理制度还在探索中，其核心问题是医院的治理问题，即如何使医院的经营管理者追随所有者的目标。

建立现代医院管理制度是公立医院改革发展的必经阶段。从广义上来说，现代医院管理制度建设包括医院体制改革、补偿运行机制革新、诊疗质量管理、后勤保障建设等，它涉及了医院管理的各个方面。而从狭义上来看，现代医院管理制度是医院制度的集中表现，是医院管理体制符合时代发展要求，保证医院高效、稳定运行的集中反映。目前各界一般认为，现代医院管理制度就是一种医院管理体制，是医院作为社会公益性组织所表现出的一定的特殊的生产关系。笔者认为，现代医院管理制度是指适应社会发展需求和公立医院改革要求、能够有效改进医院管理、提高医院运行效率、保障医院公益性质的符合行业发展规律的一系列医院制度的总和，包括产权制度、组织制度、法律制度、领导制度和监督制度等形成的管理体制，以及在该体制运行环境下医院处理与各方面关系的行为规范、行为方式、行为准则。

（四）新时代中国特色现代医院管理制度

新时代中国特色现代医院管理制度是指在我国社会、政治、经济转型的新时期，以构建城乡均衡、上下结合、急慢分治和防治结合的医疗服务体系，形成基层首诊、双向转诊、分级诊疗、上下联动、急慢分治、防治结合的就医格局为目标，对政府与医院的权责边界、医院法人治理、医院的内部运行机制等内容进行规范的，具有中国特色的系统化制度设计，包括外部管理制度（宏观层面），即明确政府与医院之间的权责边界及医院与市场、医院与社会组织之间的关系而制定的相关法律法规与政策；内部管理制度（微观层面），即医院内部人、财、物、技术、信息、管理架构等规则和章程。

第二节　现代医院管理制度的基本框架

一、现代医院管理制度内涵

（一）现代医院管理制度的基本原则

1. 基本原则

坚持以人民健康为中心。把人民健康放在优先发展的战略地位，将公平可及、群众受益作为出发点和立足点，全方位、全周期保障人民健康，增进人民健康福祉，增强群众改革获得感。

坚持公立医院的公益性。落实党委和政府对公立医院的领导责任、保障责任、管理责任、监督责任，把社会效益放在首位，注重健康公平，增强普惠性。坚持政府主导与发挥市场机制作用相结合，满足多样化、差异化、个性化健康需求。

坚持政事分开、管办分开。加快转变政府职能，深化"放管服"改革，合理界定政府作为公立医院出资人的举办监督职责和公立医院作为事业单位的自主运营管理权限，实行所有权与经营权分离。各级行政主管部门要创新管理方式，从直接管理公立医院转为行业管理，强化政策法规、行业规划、标准规范的制定和对医院的监督指导职责。

坚持分类指导，鼓励探索创新。尊重地方首创精神，鼓励各地在中央确定的改革方向和原则下，根据医院性质、功能定位、等级规模等不同情况，因地制宜，突破创新，建立符合实际的现代医院管理制度。

2. 总体目标

基本形成维护公益性、调动积极性、保障可持续的公立医院运行新机制和决策、执行、监督相互协调、相互制衡、相互促进的治理机制，促进社会办医健康发展，推动各级各类医院管理规范化、精细化、科学化，基本建立权责清晰、管理科学、治理完善、运行高效、监督有力的现代医院管理制度。

（二）现代医院管理制度的基本内涵

1. 制定医院章程

各级各类医院应制定章程。医院章程应包括医院性质、办医宗旨、功能定位、办医方向、管理体制、经费来源、组织结构、决策机制、管理制度、监督机制、文化建设、党的建设、群团建设，以及举办主体，医院、职工的权利义务等内容。医院要以章程为统领，建立健全内部管理机构、管理制度、议事规则、办事程序等，规范内部治理结构和权力运行规则，提高医院运行效率。制定公立医院章程时，要明确党组织在医院内部治理结构中的地位和作用。

2. 健全医院决策机制

院长全面负责医疗、教学、科研、行政管理工作。院长办公会议是公立医院行政、业务议事决策机构，对讨论研究事项做出决定。在决策程序上，公立医院发展规划、"三重一大"等重大事项，以及涉及医务人员切身利益的重要问题，要经医院党组织会议研究讨论同意，保证党组织意图在决策中得到充分体现。充分发挥专家作用，组建医疗质量安全管理、药事管理等专业委员会，对专业性、技术性强的决策事项提供技术咨询和可行性论证。资产多元化，实行托管的医院以及医疗联合体等，可在医院层面成立理事会。把党的领导融入公立医院治理结构，医院党组织领导班子成员应当按章程进入医院管理层或通过法定程序进入理事会，医院管理层或理事会内部理事中的党员成员一般应当进入医院党组织领导班子。

3. 健全民主管理制度

健全以职工代表大会为基本形式的民主管理制度。工会依法组织职工参与医院的民主决策、民主管理和民主监督。医院研究经营管理和发展的重大问题应当充分听取职工意见，召开讨论涉及职工切身利益的会议，必须有工会代表参加。推进院务公开，落实职工群众知情权、参与权、表达权、监督权。

4. 健全医疗质量安全管理制度

院长是医院依法执业和医疗质量安全的第一责任人，落实医疗质量安全院、科两级责任制。建立全员参与，覆盖临床诊疗服务全过程的医疗质量管理与控制工作制度，严格落实首诊负责、三级查房、分级护理、手术分级管理、抗菌药物分级管理、临床用血安全等医疗质量安全核心制度。严格执行医院感染管理制度、医疗质量内部公示制度等。加强重点科室、重点区域、重点环节、重点技术的质量安全管理，推进合理检查、用药和治疗。

5. 健全人力资源管理制度

建立健全人员聘用管理、岗位管理、职称管理，执业医师管理、护理人员管理、收入分配管理等制度。在岗位设置、收入分配、职称评定、管理使用等方面，对编制内外人员统筹考虑。公立医院在核定的薪酬总量内进行自主分配，体现岗位差异，兼顾学科平衡，做到多劳多得，优绩优酬。按照有关规定，医院可以探索实行目标年薪制和协议薪酬。医务人员薪酬不得与药品、卫生材料、检查、化验等业务收入挂钩。

6. 健全财务资产管理制度

财务收支、预算决算、会计核算、成本管理、价格管理、资产管理等必须纳入医院财务部门统一管理。建立健全全面预算管理、成本管理、财务报告、第三方审计和信息公开机制，确保经济活动合法合规，提高资金资产使用效益。公立医院作为预算单位，所有收支纳入部门预算统一管理，要强化成本核算与控制，逐步实行医院全成本核算。三级公立医院应设置总会计师岗位，统筹管理医院经济工作，其他有条件的医院结合实际推进总会计师制度建设。加强公立医院内部审计监督，推动注册会计师审计工作。

7. 健全绩效考核制度

将政府、举办主体对医院的绩效考核落实到科室和医务人员，对不同岗位、不同职级医务人员实行分类考核。建立健全绩效考核指标体系，围绕办院方向，社会效益、医疗服务、经济管理、人才培养培训、可持续发展等方面，突出岗位职责履行、工作量、服务质量、行为规范、医疗质量安全、医疗费用控制、医德医风和患者满意度等指标。严禁给医务人员设定创收指标，将考核结果与医务人员岗位聘用、职称晋升、个人薪酬挂钩。

8. 健全人才培养培训管理制度

落实住院医师规范化培训、专科医师规范化培训和继续医学教育制度，做好医学生培养工作。加强临床重点专科、学科建设，提升医院核心竞争力。城市医生在晋升主治医师或副主任医师职称前到基层或对口帮扶的医疗机构累计服务不少于1年。城市大医院要积极为基层和边远贫困地区培养人才。

（三）建立健全医院治理体系

1. 明确政府对公立医院的举办职能

积极探索公立医院管办分开的多种有效实现形式，统筹履行政府办医职责。政府行使公立医院举办权、发展权、重大事项决策权、资产收益权等，审议公立医院章程，发展规划、重大项目实施、收支预算等。制订区域卫生规划和医疗机构设置规划，合理控制公立综合性医院数量和规模。全面落实对符合区域卫生规划的公立医院投入政策，细化落实对中医医院（含民族医院）的投入倾斜政策，逐步偿还和化解符合条件的公立医院长期债务。逐步建立以成本和收入结构变化为基础的医疗服务价格动态调整机制。在地方现有编制总量内，确定公立医院编制总量，逐步实行备案制。按照中央组织部公立医院领导人员管理有关规定，选拔任用公立医院领导人员。逐步取消公立医院的行政级别、各级卫生计生行政部门（含中医药管理部门，下同）负责人一律不得兼任公立医院领导职务。建立适应医疗行业特点的薪酬制度，着力体现医务人员技术劳务价值。建立以公益性为导向的考核评价机制，定期组织公立医院绩效考核以及院长年度和任期目标责任考核，考核结果与财政补助、医保支付、绩效工资总量以及院长薪酬、任免、奖惩等挂钩。

2. 明确政府对医院的监管职能

建立综合监管制度，重点加强对各级各类医院医疗质量安全，医疗费用以及大处方、欺诈骗保、药品回扣等行为的监管，建立"黑名单"制度，形成全行业、多元化的长效监管机制。对造成重大社会影响的乱收费、不良执业等行为，造成重大医疗事故、重大安全事故的行为，严重违法违纪案件，严重违反行风建设的行为，要建立问责机制。强化卫生计生行政部门医疗服务监管职能，完善机构、人员、技术、装备准入和退出机制。深化医保支付方式改革，充分发挥医保对医疗服务行为和费用的调控引导与监督制约作用，逐步将医保对医疗机构服务监管延伸到对医务人员医疗服务行为的监管。从严控制公立医院床位规模、建设标准和大型医用设备配备，严禁举债建设和豪华装修，对超出规模标准的要逐步压缩床位。控制公立医院特需服务规模，提供特需服务的比例不超过10%。强化对公立医院经济运行和财务活动的会计和审计监督。健全非营利性和营利性社会办医院分类管理制度，加强对非营利性社会办医院产权归属、财务运营、资金结余使用等的监管，加强对营利性社会办医院盈利率的管控。

3. 落实公立医院经营管理自主权

公立医院要依法依规进行经营管理和提供医疗服务，行使内部人事管理、机构设置、中层干部聘任、人员招聘和人才引进、内部绩效考核与薪酬分配、年度预算执行等经营管理自主权。落实公立医院用人自主权，在编制总量内根据业务需要面向社会自主公开招聘医务人思想政治工作内容和载体创新，防止"两张皮"。认真贯彻落实《关于新形势下党内政治生活的若干准则》《中国共产党党内监督条例》，推进"两学一做"学习教育常态化制度化，严格"三会一课"民主生活会和组织生活会、主题党日等制度。严格开展党员和党员教育管理工作，引导党员充分发挥先锋模范作用。

4. 加强社会办医院党组织建设

加大社会办医院党组织组建力度，批准设立社会办医院时，要坚持党的建设同步谋划、党的组织同步设置、党的工作同步开展。实行属地管理与主管部门管理相结合，建立健全社会办医院党建工作管理体制，规范党组织隶属关系。社会办医院党组织要紧紧围绕党章赋予基层党组织的基本任务，结合实际开展工作，按照党的要求办医立院。

（四）组织实施

1. 加强组织落实

各地要将建立现代医院管理制度作为深化医改的重要内容，制订实施方案，明确目标任务和责任分工，完善落实督办制度。各级卫生计生等相关部门要适应建立现代医院管理制度的新要求、新情况，按照职能分工及时下放相关权限，调整相关政策，加强事中事后监管，优化政务服务流程，形成工作推进合力。

2. 总结推广经验

各级卫生计生行政部门要会同有关部门密切跟踪工作进展，加强调研指导，及时研究解决改革中出现的新情况、新问题。挖掘、总结、提炼、推广各地建立现代医院管理制度的典型经验，及时将成熟经验上升为政策，推动现代医院管理制度不断完善。

3. 做好宣传工作

坚持正确的舆论导向，及时回应社会关切，合理引导社会预期，为建立现代医院管理制度营造良好舆论环境。加强宣传引导，引导公众树立科学、理性、有序的就医理念，营造全社会尊医重卫的良好风气。

现代医院管理是指医院在新型的公共治理框架下的政府、所有者代表与医院之间责任和权利的关系的一系列制度安排，包括宏观层面的政府治理制度和微观层面的医院内部管理制度。对于公立医院来说，其目标是建立产权清晰、权责明确、政事分开、管理科学为特征的医院制度，核心是探索在社会主义市场经济条件下，政府与公立医院责权关系和管办分开、政事分开的有效形式；建立决策、执行、监督相互分工、相互制衡的权力运行机制；落实公立医院独立法人地位和自主经营管理权，进而推动我国公立医院的改革与发展。现代医院管理制度将民营医院平等纳入现代医院的范畴，不再是作为公立医院垄断制度下的一种补充。吸收民营医院参与现代医院建设的制度保障，有助于现代医院制度的完备，从而根本摒弃医院所有制所带来的公立与民营医院间的政策不公平、待遇不平等，让医疗真正适应社会主义市场经济发展。

二、我国现代医院主要管理制度建设

（一）现代医院外部主要管理制度

我国各地医院的外部管理制度差异性相对较小，主要制度如下：

1. 医院管理体制

公立医院管理体制的理想状态是实现权责统一，人权、财权、物权、事权均划归卫生主管部门，对医院实施全面监督管理。一是国家层面。国家卫健委履行委属（管）医院的出资人职能，参与各委属（管）医院的领导监督责任。二是地方政府层面。地方各级政府分别成立公立医院管理委员会，由政府主要领导或分管领导担任委员会主任，相关部门等作为成员单位。委员会在地方卫生行政部门设立办公室，代表政府承担举办公立医院的职能，对公立医院服务效率，资产安全和履行公益性责任实行出资人监管，并根据规划落实公立医院发展的资本性投入。

对于民营医院，形成卫生行政部门为管理主体，发展改革、医保、税务、民政、市场监管等多部门共同参与的医院管理体制，使民办非营利性医院在准入、税收、价格、土地、医保等方面，享有与公立医院同等的政策环境。对于营利性医院，政府在规划布局、土地供应、税费减免、融资扶持、人才配置、医保定点等方面给予鼓励政策，进一步明确社会资本与公立医院联合举办医疗机构的政策。

2. 医院产权制度

医院产权制度是指以法律规范为保证需要的，构成医院全部卫生资源的各种权力的制度安排和运作规则。

现代医院产权制度主要包括以下三个方面的内容：首先，分离医院所有权与使用权，公立医院产权归政府所有，政府作为出资者，依法享有资产收益，选择管理者、决定医院基本制度等权利，卫生部门或医院管理部门代表出资人履行监管职责，医院院长作为独立法人具有自主经营权和决策权；其次，分类管理促进医院产权制度改革，鼓励多种产权形式共同发展；最后，卫生行政部门制定行业管理政策，为公立医院和其他产权形式的医疗机构创造公平竞争的市场环境。

3. 医疗服务价格制度

医疗服务价格是对医疗服务作为商品交换所采取的一种价格形式，本质上是医疗服务价值的货币表现，是医疗机构对患者服务的医疗服务项目的收费标准，包括门诊、住院、各项检查、治疗、检验、手术项目等的收费价格。

建立现代医疗服务价格制度，即按照总量控制、结构调整的原则，渐进式调整医疗服务价格。建立全成本核算制度，按照成本定价，适当提高体现医务人员劳务价值的服务项目价格；与医保支付相衔接，实现在患者合理负担情况下调整医疗收费结构，理顺医疗服务价格体系；探索建立市场定价机制，让医疗服务走向市场，让市场定价，使医疗服务价格充分体现医务人员的价值。

4. 医院补偿制度

医院补偿制度是指对在医疗服务过程中卫生资源的耗费进行弥补、充实的方式和途径，也就是对医院经济活动的耗费有补偿作用的各种要素的有机结合。其基本功能或主要作用就是保证医院在经济活动中的物化劳动和劳动消耗得到足额补偿，从而满足医院简单再生产和扩大再生产的需要。

公立医院集公益性、生产性和经营性于一体，在现代医院补偿制度中，财政部门须加大财政的补偿力度，建立基于医院全成本核算的补偿机制，转变投入方式，按规划、按项目对医院进行补偿，如医院基础建设、大型设备购置、重点学科发展均由政府补偿，但离退休人员费用、政策性亏损、医院日常运转经费等则须医院通过自身运营，在市场中得以补给。

适当增加财政投入，引导和鼓励民营医院发展，对于承担公益性任务，提供基本医疗服务的民办非营利性的医院，通过购买服务的方式给予补偿。

5. 医疗保障制度

现代医疗保障制度是指国家和社会团体对劳动者或公民因疾病或其他自然事件及突发事件造成身体与健康损害时，对其提供医疗服务或对其发生的医疗费用给予经济补偿而实施的各种制度的总称。

建立现代医疗保障制度，一是界定医疗保障体制中各个主体的权利和责任，探索建立不同医保制度间转移接续，努力构建城乡统一的医疗保障体系；二是拓宽筹资渠道，提高筹资水平和保障水平；三是加快建立和完善以基本医疗保障为主体、商业健康保险和其他多种形式的医疗保险为补充的医疗保障体系；四是建立医院与医疗保险付费方谈判机制。

6. 医院监管制度

（1）监管主体与监管内容

政府作为监管主体的身份可以具象地体现为立法者和出资人。还要建立以政府监管为主体，非政府组织及社会监督为补充的监管体系。

政府监管重在制定医疗法律法规、医疗卫生服务体系规划、执业准入标准、执业准入管理，以保障医疗公共产品和公共服务供给为主；医疗机构管理机构、行业学（协）会协助政府制订和实施医疗服务发展规划，医疗政策、行政法规和有关法律法规，制定并执行行规行约和各类技术规范标准，倡导行业自律，为医疗机构提供政策咨询，组织专业技术人员培训和学术交流，提升行业整体服务能力，对医疗服务质量、竞争规则、运行管理进行严格监督，负责医疗纠纷的协调处置；医疗保险经办机构协助制定相应的服务规范与标准，通过建立完善的激励约束机制，规范医疗行为，合理控制医疗费用；充分发挥媒体的舆论监督作用；强化社会监督，提高医疗监督的公共参与度。畅通投诉举报渠道，对举报医疗机构不良执业行为和监管者不作为或乱作为行为的，一经查实予以足够吸引力的奖励。

完善医疗机构主体责任制及责任追究机制，发挥内源动力，依法执业、规范行医。加强行业自律，鼓励同行监督。

（2）现代医院监管制度设计

现代医院监管制度设计重点是：明确政府相关职能部门与医院的关系及权责边界。目前，在公立医院的发展过程中，相关的政府管理职能部门众多，包括卫生部门，食品药品监管部门、财政部门、组织部门、人力资源与劳动保障部门、民政部门、发改委、物价部门、商务部门、市场监管部门等。

（二）现代医院内部主要管理制度

1. 医院法人治理制度

法人治理制度，即在法律保障的条件下，处理因两权分离而产生的一整套制度安排。公立医院的法人治理可以理解为以保证初始委托人意愿、降低委托代理风险为目的建立起来的一套权力制衡结构，其形式表现为一系列的契约，其特征是独立的法人地位。

现代医院法人治理制度，一是落实公立医院法人实体，彻底实现"管办分开"，医院拥有独立的法人财产权、经营权，政府依法对公立医院实施监督和管理；二是实行院长负责制，明确院长独立负责地行使职权的制度规范与决策程序。明确院长作为医院法定代表人和主要行政负责人，执行国家确定的医院宗旨和医院制订的发展规划，全面负责医疗与护理服务，经营与财务管理、科研与教学及其他管理工作的职权范围等内容；三是健全中国共产党医院基层委员会发挥政治核心和监督保障作用，保障党的政策方针在医院实行。通过制度设计，党委、纪委、工会等部门共同对院长及其行政班子进行约束与监督，实现在医院内部真正的权力制衡；四是健全法律法规，明确公立医院所有者、决策者、经营者及监督者的职责权利并约束其行为。

2. 医院人事制度

人事制度是医疗卫生领域的核心制度安排，具有全局性、战略性的意义。现代医院人事管理制度的建立，一方面，是推进公立医院编制改革，创新公立医院编制管理方式，探索编制备案制，弱化编制集中管理，强化分级管理与动态管理。另一方面，是完善岗位设置，变编制身份管理为岗位管理，推行医院全员聘用合同制，通过公开自主招聘、考核上岗、优胜劣汰、评聘分开、竞聘上岗等选拔优秀人才，形成能进能出、能上能下的灵活用人机制。

3. 医院薪酬制度

以调动医务工作人员积极性为宗旨，以完成社会公益目标任务为前提，以工作岗位、风险度、工作量和强度等因素科学合理地确定薪酬等级，建立适应医疗卫生行业特点的薪酬制度。一是建立稳定较高薪酬的投入保障制度，逐渐提高医院薪酬水平，充分体现医务人员劳动价值；二是改进医务人员工资结构，打破按职称、按级别管理的工资制度，改为岗位工资制度；三是以公益性为导向，完善公立医院绩效考核和绩效评价指标体系。

4. 医院财务管理制度

现代医院财务管理制度，即通过合理的财务规划、预算管理及成本核算等，以降低医院运营成本和患者就医成本、风险成本，提高医院经济效益为目的的一系列财务管理制度。

建立现代医院财务管理制度，一是强化医院内部审计监督，加强成本核算和预算管理；二是实施卫生计生行政部门向公立医院派驻总会计师制度，对医院国有资产、经济运行的一般情况进行监管；三是规范会计核算，推行第三方会计审计监督制度，对公立医院财务进行日常性、年度性审计和评估。

5. 医院医疗质量管理制度

现代医院医疗质量管理制度倾向于为患者服务、预防为主，系统管理和标准化管理的思想，关注顾客需要，注重过程管理和环节质量控制，要求医生、管理者、患者及其家属乃至社会共同参与医疗质量管理，针对医疗服务实际进行具体的持续质量改进，从而使医疗质量成为医疗管理的最高目标。现代医院医疗质量管理方法主要包括病例医疗指标评价管理、病种医疗质量管理、PDCA 循环（plan—do—check—action—circle），全面质量管理、目标质量管理、三级质量管理等。

6. 医院医疗安全管理制度

医疗安全管理，是指围绕医务人员在实施医疗行为，患者在接受医疗服务过程中不受任何意外伤害所进行的全部管理活动。现代医院医疗安全管理制度的建立，一是落实首诊负责制、三级医师查房制，术前讨论制、危急值报告制等规章制度和医疗常规；二是成立医疗安全管理部门或医疗风险管理委员会（办公室）等组织，统筹监督医疗风险活动，降低医疗风险；三是促进医务人员、医患间的有效沟通，倡导患者积极参与医疗安全，避免临床失误和医疗纠纷产生。

7. 医院信息管理制度

现代医院信息管理制度，即通过制度设计，保障医疗信息采集、分类、汇总、处理有序进行，实现准确及时的信息反馈和对管理环节的实时监控，为科学决策提供可靠的依据，持续提高医疗工作效率和工作质量。

建立现代医院信息管理制度，须加强以电子病历为核心的医院信息化建设，将临床路径与电子病历有机结合，实施单病种信息化管理，实现医院管理的现代化、精细化。同时，通过远程医疗，提高优质医疗资源的可及性。

第三节　现代医院管理制度的发展路径

一、医院管理制度创新

（一）职能转变

转变政府的职能一方面有利于卫生行政部门对行业管理实施监督的职能，如对卫生发展规划行业、服务监管等行业；另一方面也有利于其他有关部门自身的管理和提供服务。必须使公立医院的法人能够独立地行使职权。这样一来就能给有关行政部门的职位和责任有了一个精准的定位。通过政府职能的进一步转变，从根本上可以实现政府职能与角色定位转变。政府部门在现代医疗服务中占主导地位，要使市场的力量有效发挥出来的同时，也要顾及公平以及效率。

（二）管办分开

我国公立医院在进行管理人员和办事人员分离的过程中，由于卫生部门在这个过程之中兼任了领导者和裁判这两个角色，可能会出现执法不公平等现象。实施管办分开的制度已经成为中国特色现代医院的必然趋势，经过这一制度的实行，不仅加强了医疗卫生机构的管理职责，同时对所有的医疗机构统一管理和监督，也要建立责任统一的医疗管理体制，不仅如此，还需要成立专业化的管理部门来提高公立医院的服务水平。通过上述方式将管理人员和办事人员职能体系分离开，一方面实现了职能专门化，另一方面是管理更简捷有效，从而体现出我国公立医院的公平公正性。

（三）医药分开

我国现代公立医院通过不断改革发现，把医治和用药分离开来能够使国内公立医院制度不断完善。但是在实施医治和用药分离的方案中需要在原有药品价格的基础上进行联合互动式有效改革，包括了公立医疗机构相应补偿制度的完善，以及药品供应的监管机制，将医药进行分开，为建立有效的激励机制提供了保障。

（四）非营利性和营利性分开

想要把营利和非营利性质相互分离开来，不是一步就能达到的，首先第一步就是要从根本上确定不同医疗机构的作用，把两者合理分离开来对企业的管理也是非常有利的，通过对分离之后两个体制的医疗机构加强管理，可以让市场竞争环境更加公平合理化，也使得我国现代化医疗机构的办事效率得到大幅度提升。

二、建立医院法人治理结构

在公立医院内部管理中大都采用的方式是通过建立一种政府有关部门监督的机制也就是通过一系列制度的统筹规划，使党委和纪委以及工会等部门共同对院长及其行政班子进行约束与监督，实现医院内部真正的权力制衡。

（一）院长责任管理制度

在党委制订的医院宗旨和发展规划中，院长能够拥有负责任的品质是至关重要的核心因素。院长作为管理者全面负责医院的业务和管理，所以医院产生绩效的关键就在于"院长负责"。众所周知医院是兼备生产性和经营性的，所以在医院经营的过程当中，院长作为经营管理中的主要负责人，必须具备做出迅速反应和有关决策的能力，但是院长往往同时承担各种责任于一身，再加上很多难以预料的因素成分，使得院长的工作难度加大了许多。

（二）公立医院法人治理机制和结构

法人治理模式包括两种：行政型治理模式与绩效考察模式。法人的治理结构也是由两种模式所构成：分权型法人治理的模式与理事会管理型法人治理的模式。

三、中国特色现代医院管理制度的基本框架

想要发展中国特色现代医院的管理制度就必须将内外管理制度的基本框架充分地结合起来，其中包括政府相关部门和医院的权责边界、院长相关职业化制度、现代化医院的监管制度、现代医院的补偿制度，以及现代医院的医保制度等这些通通都是属于外部管理制度的相关内容。

四、现代医院管理制度相应发展路径

想要建立中国特色现代医院管理制度，可以综合从内外两个部分进行路径建设，主要体现在内部和外部管理制度的建设路径上。

（一）内部管理制度的建设路径

中国特色现代化医院要更好地发展，就必须统筹规划好管理的路径，具体可以从医院法人治理制度和医院人事分配制度入手，以下对这两点进行简要的分析。

1. 建立现代医院法人治理制度

只有公立医院的法人地位确定下来之后才能更好地完善相应医疗机构的制度，来建立院长负责医院的制度，并且要完善好医院里各个权力机构的分配制度，从而使公立医院的管理效率得到更大程度的提高，共同维护公立医院。

2. 建立现代医院人事分配制度

可以通过建立人才的评价体系制度，在医院的岗位中挑选出优秀人才并给予奖励，要尽量花费大成本加强人才培训和开发力度，最好在公司内开设课程促进员工学习。同时建立起住院医师培训制度和住院医师、专科医师的制度。通过建立完善科学的公立医院薪酬制度，给予各个岗位的人不同的奖励制度，从而使他们对工作抱有更大的热情，对医院的发展起到极大促进作用。

3. 建立一种医院的财管制度

由卫生行政部门向公立医院派出相应的会计师，其目的就是要加强对医院预算管理以及财务分析。从而建立成本、预算等为一体的全新型医疗制度体系。

4. 建立医院信息管理制度

加强医院信息化建设，例如以电子病历为核心的信息建设，努力实现更加精细化的操作、控制、核算、分析以及规划。要大力发展远程医疗，因为远程医疗在医疗资源的优质性方面发挥着重大的作用。

（二）外部管理制度的建设路径

1. 建立起医院产权制度

无论怎么讲，公立医院是由政府支持建立起来的，因此公立医院的产权政府还是有权拥有的，因为政府给予资金和支持建立公立的医院当然是有权利享受收益以及进行相关管理人员的选择和相关政策的制定。

2. 建立起院长职业化制度

要明确院长的职责所在，以及制定院长的相关选拔评判程序从而促进院长的选择规划，同时也要建立退休院长的相关福利制度，共同打造职业化院长市场，形成相应的市场约束机制。

3. 建立医院补偿制度

对公立医院补偿机制进行改革，对公立医院的设置进行规划，以及要对公立医院给予明确的数量，并且落实相应的一系列政策，建立医院的成本核算机制，政府划拨款项从而补偿作为医院成本的有效保障，消化公立医院建设的债务，同时加强财政的补偿力度。

4. 整体性调整医疗服务价格的范围

这样一来就可以充分合理地体现现代医务人员劳务价值以及服务项目的价格，在此还可以与医疗保障的支付联系整合在一起，从而调整医疗服务的总体价格以控制总量为原则，也要充分地按照经济发展的规律处理事情，比如对医疗、护理方面等可以体现医务人员劳务价值的各个服务项目上合理提高价格，从而实现患者在合理负担医疗费用的情况下进一步调整医疗收费的价格体系。

5. 建立一种全新型的医保制度

对现代医院保障体系中的所有主体单位责任进行有效界定，以及对全新的医疗保障制度进行努力探索，努力建立城市与乡镇统一的医疗体系。努力打开筹资的渠道，提高筹资和保障水平。

（三）提高卫生计生行政部门宏观调控能力和监管职能

对医疗机构设置，在如今的医疗监管机构建立一种良好的制度。要让社会各方面人员在监管上都起到作用，保障公立医疗监管机构的科学性、动态性。建立一种完善的现代医院审评制度，提高外界对医院的评价，对公立医院进行有效监督，从而起到一定积极作用。

综上所述，我国医疗改革之路是历尽磨难的，如今医疗制度不断完善，医疗体系也日益趋向完整化，我国现代医院应该结合我国特色以及相应的基本国情重新制定新的医疗管理体系，坚信随着时间的推移，我国现代医院将会不断完善和更好地发展。

❤ 第二章　医院的精细化管理

第一节　精细化管理的基本内容

一、医院精细化管理的必要性

（一）优化流程，合理利用资源

高效、便捷的流程是节省人力、提高工作效率、明确责任的最有效措施。由于历史原因和不良工作习惯，一些工作流程阻碍了医院发展。优化流程可使现有人力资源得到最大限度的发挥，使许多工作在团队的有机配合下，既节省时间又提高效率，同时还可减少部门间的互相推诿。但流程的落实必须与绩效考核相结合，流程才具有生命力。

（二）医院经营须低成本运行

成本管理是为了最大化和高效率利用组织资源而进行的管理行为。医院过去仅停留在管理层面，如管理层认为需要增添设备就购进，出现所购设备不能满足临床需求，不是闲置就是运转不良的情况。随着市场经济的发展，医院必须学会经营。要经营就要计算成本，用最小的投入获取最大的收益是经营者的基本思想。在医院经营中，如何减少浪费、合理利用资源，降低医院运营成本，在不增加患者负担前提下，提高医院利润率，开展精细化管理是必由之路。

（三）精细化管理的开展是医院品牌建设的基础

如何从长远利益出发，使医院建设走向品牌化战略，走在行业前列，树立医院在人们心目中的备受尊敬的牢固地位，是医院管理者深思的问题。质量是医院发展的生命线，是医院可持续发展的保证。质量上乘是一流医院软环境的一个显著特征，也是顾客（患者）

产生信任感和忠诚感的最直接原因，可以更多地将现实顾客（患者）和潜在顾客（患者）转化为忠诚顾客（患者），进而稳定患者来源。在人才梯队建设、医院规范管理、医疗设备、医疗技术、收费价格规范的前提下，医院的竞争更主要地表现在服务的竞争，以及独特的医院文化的竞争。员工先进的理念、价值追求、自律的行为、优秀的团队精神是医院长期发展的核心竞争力。其不同于标识文化，可以借鉴也可以被借鉴。精细化管理的开展使医院文化建设进一步得到提升，提升了医院在人们心目中的美誉度。

综上所述，精细化管理是深化医院机制改革的必由之路。因为精细化管理是促进医院发展、科学管理的重要载体。精细化管理是增强医院管理者素质，提升医院管理形象的重要途径。精细化管理是降低医院管理成本，提高医院管理效能的重要手段。

二、医院精细化管理的体系

（一）医院精细化管理的概念

1. 医院精细化是一种目标管理

共同愿景是团队学习的重要步骤。在医院精细化管理过程中，为组织内成员描绘一个共同愿景，让所有成员在可及的共同愿景下，为共同的目标而努力奋斗。这就要求医院的目标要可及，且有具体的实施步骤。医院精细化管理在目标管理过程中，就是要细化、明确目标的分解、组成，让组织成员明确实施步骤的岗位职责和具体工作，以达到最后实现医院共同目标和愿景的目的。

2. 医院精细化是一种管理理念

精细化的管理理念是一个自上而下而又自下而上循环往复的过程，是一个组织内领导者对员工与组织体系熏陶的潜移默化过程，只有在组织内奉行精细化的管理理念，精细化的管理才能成为领导者与员工们的习惯。

精细化管理体现了医院领导者对管理的完美追求，是医院管理严谨、认真、精益求精思想的贯彻。理念决定行为。医疗是一个严谨的过程，只有用精细化的管理理念，指导严谨的医疗实践，在医疗服务的各个环节和程序中，医院才会取得竞争的优势和品牌的发展。

3. 医院精细化是一种管理文化

医院精细化体现了医院组织内管理的文化氛围和体系。就如管理者经常说的，三流的组织卖产品，二流的组织卖标准，一流的组织依靠文化影响。精细化管理在医院组织内部形成一种文化氛围后，就会在全体员工之间、各个操作流程、操作环节之中流动形成一种自觉与自愿，这是一种理念的更新，更是一种管理的自我要求，是建立在精细化基础上的主流文化氛围。

4. 医院精细化是一种管理方法

管理是医院将有限的医疗资源发挥最大效能的过程。要实现精细化管理，必须建立科学量化的标准和可操作、易执行的操作流程，以及基于操作流程的管理工具；医疗制度的执行都要求要有一整套可以量化的标准和操作的流程。用精细化的管理，可以降低医疗风险、减少医疗差错的发生概率，提升患者安全。

5. 医院精细化是一种系统管理

医院任何一个部门都是一个多系统协作的组织，精细化管理要对医院组织系统内不同部门、不同流程、不同环节之间统一协调管理，需要对不同部门及环节之间的配合和配套服务跟进工作。医疗服务的产品就是患者的健康。因此，医院的精细化管理更注重于系统的管理过程。

6. 精细化是一种规范化管理

医院精细化管理的落脚点是精、准、细、严，不是停留于空泛管理之上。要求具体到医院组织内部的每一项管理要求，准确到医院专科发展建设上，每一个操作规范，细化到每一个诊疗操作的步骤，严格执行各种行业规范与准则，将管理具体化、内容清晰化、过程明朗化，以实现医院精细化管理的要求。

（二）医院精细化管理的内容

1. 医疗安全精细化

保证医疗安全是医院持续发展的基石。随着精细化管理的开展，各项规章制度尤其重要。如患者各项检查及治疗的告知、知情同意书的签订、三级医师查房、会诊制度的落实和检查、危重病人抢救及各种紧急预案的制订、合理用药的管理等。对所有发生的医疗纠纷，定期组织专家组进行分析、讨论，做出结论，并在全院中干会上进行讲评和通报，对当事科室及当事人酌情进行处罚。

2. 医疗护理工作精细化

医院精细化管理需要建立健全一整套医疗护理医技质量考评办法及工作流程，改过去的终末质量考评为基础质量、环节质量、终末质量全程考评。以静脉输液流程为例，过去患者静脉输液流程为医生下达医嘱、护士取药并摆药、按程序输注。一旦发生问题再查各个环节，监督成为事后，医患双方均难以将问题说清。可以改输液流程为医生下达医嘱、护士监督并执行医嘱、转抄输液卡一式两份并查对，一份由治疗护士查对并摆药，加药后签注时间和姓名；另一份由责任护士带至患者床旁，告知患者所用药物及相关注意事项，执行完毕填写时间、滴数并签名。须更换液体时由巡回护士查对并签名。护士长对本病区的患者随时进行检查。流程合理、责任明确，并保留依据，减少纠纷。

3. 医院运营精细化

医院的精细化管理需要全员树立强烈的成本意识。如大型设备的采购，如果仅由决策层研究决定，购进后的使用及运行完全惯性运行，可能购买了不可行或不需要的设备。购进设备须做前期可行性论证，广泛调研，由管理层、纪检、职能、临床专业人员参与集体公开招标，并对设备的使用和管理逐一规范，这样才能确保购进设备发挥最大效能。

4. 医务人员日常行为管理精细化

员工的行为管理也离不开精细化。如患者在就诊过程中，医务人员应使用规范用语与患者交流；护理人员在接待患者入院时有完整流程。如接待时的问候、入院介绍、健康宣教、出院指导等；医务人员的衣着、发饰、语言等的规范，既体现了良好文化修养，又为医院健康发展注入了新的活力。

5. 医院基础管理精细化

医院精细化管理需要以方便患者、规范管理、节约成本为出发点，比如对全院的用水、用电进行规范管理。医疗器械的维修从过去临床找维修人员变为维修人员定期下点，现场解决。办公用品及常用低值易耗品的使用，从节约一张纸、一根棉签入手，培养精打细算的良好习惯。卫生保洁的社会化及医院环境的园林化，为患者营造温馨、舒适、整洁的治疗环境，从细节中提升医疗服务质量和管理水平。

（三）医院精细化管理的实施途径

1. 推进制度建设

传统型管理向制度化管理转变是实施精细化管理的基本要求之一。制度建设是实现医院精细化管理的关键所在。制度化管理的医院旨在避免"强人"治理，主张通过制度实现对医院的管理。在具体的实施过程中，医院可通过整合制度，建章立制。对全院所有岗位、每个专业进行全面梳理，把原有岗位标准、规定和岗位责任制整合为细致的工作标准，严格对照标准现场作业，在医疗、护理、管理、质量、服务等方面切实做到人人、事事、时时、处处有标准。编印相应的医院管理制度和岗位职责汇编，发到每个员工手中，组织学习、贯彻、执行。

2. 加强流程化管理

很多单位有制度，但实施不下去的原因在于没有具体的流程，导致制度不可操作。流程化管理是实现精细化管理的前提条件。实施精细化管理首先要重视流程化管理，进一步优化医疗服务流程，简化服务环节，提高服务满意度，缩短服务流程循环周期，减少病人等待时间，改进服务质量，提升医院的综合效益。可以根据病人就诊量合理设置挂号、划价、收费的窗口数量，实行"一站式"服务，缩短了病人的等待时间；合理安排医技科室的工作，在保证质量的前提下尽力缩短各项检查的预约和出具报告时间。在改造门诊楼时进行换位思考，围绕病人需要充分考虑门诊各科室在空间位置上的合理性，对现有科室的布局依照服务流程优化的要求进行整合，逐步改善医疗服务的硬环境。

3. 细化财务管理

（1）财务是具体管理活动的重要组成部分

财务是一个企业的血液，特别对于现金来说，就是企业的血液，所以在财务界经常说，"现金为王"。在发展速度与财务健康的选择上，"做大先要做强"。医院财务在管理中主要有四个方面：一是医院各个科室应懂得财务，并将其列为培训的重要内容；二是把对财务的考核列为考核要素的第一位；三是控制资产负债率，提高资金的周转速度；四是调整收入和支出结构，提升医院管理效率，提高医院在面对改革和竞争中的各种应对能力。

（2）财务是经营成果的科学反映

医院在总结自己的行业地位时，需要用具体的财务数据做出分析。财务报表是医院各项综合能力和运营能力的重要体现之一。通过各个数据的分析，发现问题，综合提高医院的各项指标。

（3）财务是为管理者提供决策数据分析的系统

不少医院存在着财务计划性不强，上半年花钱多，下半年需要的投入资金紧张；收入、成本数据不准确；全面预算缺乏刚性，管理中"心中无数"，管理人员习惯于定性分析，对"过程决定结果"认识不清；等等。对于医院来说，规范化的财务管理工作是基础，有了这个基础，才能为医院的管理者提供准确的财务数据供科学决策作为依据。

4. 促进信息化建设，加强数据挖掘

信息化是实现精细化管理的有效手段。精细化管理强调数据管理，为绩效考核提供数据和依据。应用信息化软件对全院门诊的医生、住院医师、检查科室所完成的工作数量进行全面统计，统计每人每天的处方数、手术次数以及检查科室所完成的工作量，固定统计周期，并汇总形成统计报表送交医院领导和有关部门，在有关会议上通报和公示。强化统计工作后，各项工作出现明显变化：防止了门诊处方的外流、减少了一定的漏费、打消了部分人员浑水摸鱼和滥竽充数的懒惰思想，调动每个职工的积极性，同时也为综合考评提供了依据。

（四）医院精细化的目标

1. 人性化：坚持以病人为中心。以病人为中心能让病人感受到医务人员是在实实在在地为他服务，是在真心实意地为他所想、为他所急，帮助他解决疾病和心灵上的痛苦。医院精细化服务要求对病人进行个性化服务，建立起与众不同的医疗服务风格。

2. 优质化：医疗服务品质要优良。认真、高效、周到、细致的医疗服务，有利于树立良好的医院形象，优质的医疗服务能让病人感觉更加亲切、更加贴心，能更好地吸引病人。

3. 增值化：超值服务赢得价值。精细化服务就是用爱心、诚心和耐心向病人提供超出其心理期待的满意服务，以便捷、愉悦、省时、舒适或健康的形式提供附加价值，让病人体验并获得满意的医疗服务。

4. 创新化：医疗服务要有创新精神。主动关心病人，从细节着眼，创造实用性的服务来满足病人的需求，使医疗服务更加方便、更加完善，让病人更加满意。

5. 灵活化：就是创新式医疗服务，医疗服务方式更灵活多变。医务人员根据病人个性化的要求，灵活运用最佳途径更好地为病人提供合适的医疗服务，引导病人积极主动地参与医疗服务的全过程。

（五）精细化管理的结果与评价

精细化管理的结果需要进行评价，而这种评价就是要通过对医院经济运行进行分析。经济运行分析工作是根据医院实际，结合卫健委的要求，在总结出医院经济运行基本特征和规律的基础上，提出医院经济分析框架及其指标，在医院各项经济运行数据的基础上进行专项分析。目的是对医院的经济运行和发展状况进行分析和评价，通过纵向同比和横向对比找出差距。通过定期进行运行质量考核和讲评，奖优罚劣，用质量和效益评价科室工作；由每月的经济运行分析，逐步扩展到医务人员接诊和收住院人次分析、医保病人住院情况分析、临床用药、化验、检查动态分析、水电气消耗状况分析等，并以此作为考评奖惩、加强和改进工作的依据，克服了盲目和随意性，变经验管理、粗放管理为数字控制和科学管理。

三、医院精细化管理的注意事项

（一）医院精细化管理不能急于求成，必须循序渐进

任何一项医院管理工作的开展，都应因时因地制宜，与本医院实际情况相结合。"态

度决定行为"。在开展医院管理工作的初期，重点要教育职工能给予充分的理解，摆正心态，以积极态度应对。

（二）增强医院执行力，避免医院管理形式化

医院精细化管理是一种科学的工作方法和先进的管理理念，而不是一项阶段性的运动。只有不断强化医院职工的精细化管理意识，培养医院员工时时处处见精细的习惯，提升员工的执行力，与绩效考核有机结合，精细化管理才有生命力，才能持续深入地开展并收到应有成效。

（三）医院管理者的率先垂范是精细化管理成败的关键

医院精细化管理能卓有成效地开展，医院高层管理者的重视，尤其是一把手的重视起到了决定性作用。院长要发挥自己的人格魅力，人格魅力的影响是无限的。同时医院中层管理者的积极参与和快速执行也非常关键，具有承上启下的作用。

（四）医院部门间精细化管理的开展要基本同步

医院部门和部门之间如存在较大差距，将阻碍医院精细化管理的进程，尤其是跨部门之间的流程难以完成，部门独立运行将难以实现粗放式管理向精细化管理的转变。只有建立一个高效、运行良好的系统，才能确保医院组织目标的实现。

（五）医院精细化管理不是单纯的减员增效

医院注重细节质量，必须有相匹配的人力资源做保证。长期超负荷运转不利于医院科学、持续的发展。通过各项注意事项，促进医院完善的管理制度、规范的业务流程，找出存在问题、提出改进措施、提高精细管理水平，为医院决策提供依据，以实现医院经营目标。

第二节　医院运营精细化管理

一、医院运营精细化的概念

医院运营精细化是指医院通过实施精细化运营管理，对医院资产、资金、人员进行合理、规范、高效的精细化管理，通过做好医院的基础工作，运用信息化手段，对成本控

制、绩效考核、预算管理、全成本核算以及其他的运营管理的各环节、各部门进行梳理和优化，有效地提高医院运行效率，进而达到有效节约控制成本的目的。

二、医院运营精细化的意义

随着医改的深入推进，要求公立医院实行成本核算、预算管理和绩效考核，以加强公立医院管理。公立医院通过近几年的快速发展，规模扩大、收入增长，但是在管理方面存在缺失，尤其许多医院的管理者是学医出身，对运营管理不重视、不关注，造成医院在业务发展的同时，面临着经营不善、管理混乱的现状。这种情况下，只有通过精细化的管理，才能实现对医院材料、资产、资金、人员的合理、规范、高效地运行和管理。通过医院管理逐步精细化，及时发现运营管理中存在的不规范、不合理、流程不顺畅的现象，不断地对运营管理的各环节、各部门进行梳理，有效地提高医院运行效率，进而达到有效节约控制成本的目的。

三、医院运营精细化管理的内容

（一）医院绩效精细化管理

1. 绩效

什么是绩效？绩效是业绩和效率的统称，包括活动过程的效率和结果。绩效的界定有三种：第一，绩效是一种行为；第二，绩效是一种结果；第三，绩效是一种关系，是强调员工潜能与绩效的关系，关注员工素质，关注未来发展。从管理学的角度看，绩效包括个人绩效和组织绩效两个方面，组织绩效是组织期望的结果，是组织为实现其目标而展现在不同层面上的有效输出。从行为学角度看，绩效是一种个人或组织的行为能力判断，可以区分个人或组织行为能力的高低。从经济学角度看，绩效与薪酬是员工和组织之间的对等承诺，绩效是员工对组织的承诺，而薪酬是组织对员工的承诺。社会学认为，绩效意味着每个社会成员按照社会分工所承担的职责。

2. 医院绩效管理的内涵

医院绩效管理是指医院在明确的组织目标下，通过持续开放的沟通过程，形成组织目标所预期的利益和产出，并推动团队和个人做出有利于实现组织目标的行为。

医院绩效管理内涵主要有：一、绩效管理目标是医院制定可定性或可量化的工作任务，并对科室或个人的工作产出进行衡量或评估；二、绩效管理标准是达到绩效指标的程度，一般分为基本标准和卓越标准，前者主要用于判断被评估者的绩效是否达到医院的基本要求，后者是指医院对被评估对象未做具体的要求和期望，但其仍超越他人达到较高的绩效水平，这也是医院管理要求的上限与下限；三、绩效管理不但可以衡量，而且可以控制。医院绩效指标及绩效标准确认后，可以采取量化和非量化两种方式，通过考核等形式对绩效的形成过程和最终结果，进行有效的控制与改进。

医院绩效精细化目标有：一是绩效与战略对接，反映医院发展意图；二是强化医院内部管理，提升运营能力；三是改善医院员工业绩，有效激励和客观评价。

对医院管理者来说，绩效是一个医院的院长和员工的持续不断的双向沟通过程。也就是说，医院绩效管理是全体员工参与医院管理的自下而上的过程，是一个以员工为中心并强调发展的过程。首先给员工确立目标并与其达成一致的承诺；其次对医院和员工实际期望的绩效进行客观衡量或主观评价；最后通过相互反馈进行修正、确定可接受的目标并采取行动。因此，进行医院绩效管理时，既要考虑投入（行为），也要考虑产出（结果），同时还要考虑医院员工个人自主性和学习能力的提高，特别是强调建立医院绩效文化，促进员工之间相互支持和鼓励，形成具有激励作用的工作氛围。因为医院和员工的绩效管理是在医院一定的组织背景中进行的，离不开医院特定的组织战略和组织目标，而对医院绩效进行管理，也离不开对员工的管理，而且还要通过员工实现医院的组织目标。

绩效管理就是将工作人员的工作指标量化。医院绩效管理实际上也是将医务人员的工作指标量化，把成绩跟收入挂钩。其过程一般包括绩效计划、绩效实施与管理、绩效评估、绩效反馈等四个环节，其中绩效计划是管理者与被管理者之间需要在对被管理者绩效的期望上达成共识；绩效实施与管理是管理者对被管理者的工作进行指导和监督，对发现的问题及时予以解决，并对绩效计划进行调整；绩效评估是根据制订的绩效计划，对组织目标完成情况进行评估；绩效反馈是在绩效管理工作结束后，将评估结果向员工反馈，并作为员工培训和制订个人发展计划的依据。因此，根据医院内设科室和员工个人的职责，设定绩效指标，制定详尽的绩效标准，进行绩效评估，是开展医院绩效管理工作的基础。

医院绩效管理涉及医院、科室、个人以及相互之间的各个层次，在医院管理的不同层次进行绩效管理，具有十分重要的现实意义。在绩效管理工作中，可从"德""能""创""效"四项予以实施。可设计具体的考核表格，每项设置不同的权重，根据每项的不同得分可获得总分。

"德"的具体准则就是新时期社会主义道德规范，比如可以从"仁、义、礼、智、信、温、良、恭、俭、让"这几个方面来进行评价。

"能"分为劳苦系数、努力系数、贡献系数，其中劳苦系数是职责考核，在科室中分成若干医疗小组，每个小组有高、中和初级职称的人员，严格按职责要求办事，如果不称职，就按其实际工作所符合职称的奖金系数设置，让技术高超的人能够得到好处。努力系数是指创新和进步，鼓励医生逐步开展治疗过去没有治疗过的疾病。贡献系数是技术指标，可按每月实际治疗的疾病，必须达到往年的平均劳动强度，包括病种和数量；是把医疗文书书写纳入考核体系，与奖金挂钩。

"创"就是创新，主要包括教学、科研两部分。

"效"就是效益。实行成本管理，注重社会效益，切实衡量收费、价格等是否符合规定，是否符合病人的承受能力。医院从总体上考核科室的实际收入利润，提高者给予奖励。每个科室再根据上述原则考核每个人的实际收入进行具体的分配。

不同的考核内容由不同的部分进行考核。"德"由医院党办和人力资源部门负责考核，"能"由医务部门考核，"创"由科教部门考核，"效"则由财务部门汇总算出全部分数。医院办公室负责考核和监督上述部门的运作，可以在内网、外网分别设立举报信箱，员工可以通过面对面、书面、电子、电话等形式反映实施过程中的问题。

3. 对医院绩效管理的理解

医院绩效管理的目的是结合医院建设发展的需要对员工进行指导和支持，不断提升医院管理水平，以尽可能高的效率，获得尽可能大的效益，同时也引导医院向良性方面发展。

(1) 医院绩效管理反映医院的管理能力

医院绩效管理的目的分为战略目的、管理目的和开发目的。既要管理医院不同组织的绩效，又要管理员工的绩效。医院绩效管理有以下作用：一是绩效管理要据医院发展战略目标制定各科室和员工的目标，成为落实医院发展战略的手段；二是绩效管理要贯彻指导、评价、区分、激励、沟通等管理措施，促进医院管理有效；三是绩效管理要着眼于人力资源的开发，使员工不断进步，保持绩效持续改善。

(2) 医院绩效管理是一种薪酬管理

医院根据员工所提供的不同服务，确定员工应当得到的报酬总额以及报酬结构和报酬确定薪酬。以岗位定薪酬、以业绩定薪酬、以能力定薪酬是医院薪酬管理的基础。医院薪酬管理需要在薪酬的公平性、有效性以及合法性之间找到平衡。因此，要始终坚持平衡、协调和把握效率优先、兼顾公平、按贡献度大小分配薪酬的基本原则。其中，效率优先是医院分配改革的第一原则，兼顾公平主要调和分配差距；按贡献度大小分配薪酬既是一种激励导向，也是一种分配倾斜和补充。从作用机制和对象上看，效率优先原则主要拉开医院一、二、三线人员的薪酬分配差距，兼顾公平原则主要调节三、二、一线人员的薪酬分配差距，而按贡献度大小分配原则主要加大技术、管理骨干的薪酬分配倾斜，对医院人力资源的开发和使用将起到良好的支持和引导作用。

（3）医院绩效管理是一种调节

医院绩效的评价过程是对医院管理状况的考核过程，也是对医院管理干部领导行为的激励和强化的过程。在医院管理中，员工个体行为与群体行为之间常存在着轻重协调问题，不同条件的科室、不同的员工，其表现出来的作用也存在较大的差距。通过绩效管理的调节，可以及时化解此类矛盾。医院绩效管理需要突出制定的绩效指标的针对性，又不能存在交叉，从而增强绩效管理的可操作性，有的放矢地改进工作。

医院绩效管理的对象是一个心理需求层次较高的知识密集型群体。而医院管理的工作是与人的生命健康息息相关的工作。因此，研究科学客观的医院绩效管理评价方法，使医院绩效管理逐渐成为医院员工广泛认可的管理过程，将有利于形成调动员工积极性、鼓励开拓创新、进行团队协作的绩效文化和工作氛围，成为落实医院发展战略的重要工具。

（二）医院经营精细化管理

医院面对医疗技术更新、医疗费用不断上涨、病人的医疗要求日渐提高等诸多方面的竞争和挑战，如何实现在较高的劳动效率基础上的良好效益，是当前医院管理研究的重点问题。比如，医院管理体制存在产权不清、权责不明、政企不分、管理不科学的弊端，造成医院投资主体单一，卫生筹资的渠道狭窄；医院运营机制不完善，缺乏自主权；卫生资源配置不合理，条块分割运行成本高，缺乏效率和效益等。

因此，医院要从科学发展观的角度实现医院经营管理观念的升华，既要考虑当地的发展，又要考虑未来发展的需求，坚持以人为本、全面、协调、可持续的科学发展观。妥善处理医院公益性与经营性的关系，坚持医院经营的公益性，坚持全心全意为人民服务的宗旨。

医院应注重建立全面的包括新管理理论、新管理体制、新管理机构、新运行机制、新运营模式等经营模式，实行院科两级相结合的经营管理体制，在管理中要注意以下几种方法：一要注重以人为本的管理方法，提倡合作创新，实现自我管理和自我超越，创造发挥医院人才最大创造力的新空间；二要注重信息管理的方法，建设和使用计算机网络系统，通过提高信息传输和交换的速度、效率，改变医院与医院之间、医院与科室之间、医生与病人之间、医院信息传输与交换之间的行为方式以及医疗信息服务的协调模式，使医院管理手段更加科学化和数据化，为现代医院发展提供广阔的空间；三要注重组织管理的方法，提高自我调节能力和自我超越能力，发挥医院团队运作优势；四要注重知识管理的方法，通过对知识的有意识利用，使之变成一个可以管理的资源，不断使医院具有强劲的经济竞争优势。医院经营管理创新的目的在于根据服务人群的要求，不断调整医疗服务的经营策略和功能定位，不断推出新的服务模式和服务手段，开展新的诊疗技术和项目，以不断满足群众的医疗服务和健康需求。坚持以人为本，把满足员工的需求和员工的全面发展作为医院人力资源管理的出发点和目的，以医院员工的能力作为管理对象和管理核心，建立以能力为核心的价值观，以员工的能力、智力为管理重点的量化绩效考核体系，形成医院对科室、科室对员工的院、科两级考核体系，不断完善医院、科室、员工的绩效考核方案和激励分配机制，按岗位定绩效考核目标，按目标定绩效考核标准和指标，按绩效定激励方向，包括薪资调整、深入培训、职位升降、定职定级、转岗解聘等，实现按绩效对科室、员工进行激励和约束，充分发挥医院员工的主动性和能动性。

医院发展力是衡量医院可持续发展的能力，由医院物力、人力和品牌竞争力等因素组成，其中物力由物品和货币组成；人力由管理者能力、员工素质、人力运行机制组成；品牌竞争力由知名度、美誉度、市场占有份额组成。医院经营管理往往以医院建筑物、硬件设备、床位数、床位利用率、门诊量、年业务收入等指标衡量医院的可持续发展能力，忽视了人才因素、学科建设因素、病人评价等软性指标。这种认识误区导致医院发展片面追求规模的建设，直接影响了医院的内涵建设。

通过从物力、人力、品牌竞争力等三个方面建立医院发展力评价指标体系，避免考核指标重复计量、交叉计量的重复性，针对不同人群的不同健康需求，采取不同的服务措施，提供预防、保健、医疗、康复等全方位的服务，并在医院经济效益的增长点上体现经营结构的多元化，体现医疗质量和服务质量的提高。

（三）医院的资本经营精细化管理

1. 体制基础

在市场经济条件下，产权制度的改革和资本市场的发展，为医院资本经营提供了坚实的体制基础。医院资本经营是实现医院产权主体多元化和产权形式多样化，促进医院所有权与经营权分离的必然结果，必将使医院真正成为自主经营、自负盈亏、自我发展、自我约束的独立法人实体和市场竞争主体，并承担创造医院综合效益和国有资产保值增值的责任。

2. 资金机遇

随着医疗服务市场的逐步开放，外资和其他社会资本的介入，相继出现个体、民营、中外合资合作、股份制等医疗机构，为现代医院围绕服务资本、技术资本、金融资本、人力资本、产权资本等进行资本经营提供了机会，并逐步形成多元化的投资经营格局。

3. 融资渠道

（1）人力资本

人力资本是通过对人进行投资而形成的资本，其基本要素是人力所持有的体力、知识、技能等。人力资源是知识的载体，而知识的存量与转化能力则是人力资源发挥作用的基础。只有通过对人员的投资，包括为提高人才能力而进行的人力资本管理、人力资本动力、人力资本效率、人力资本效益等的各项投资开支，才能产生人力资本。因此，人力资源不断增加其知识拥有量，并为提高服务能力和新知识产出创造条件，对医院知识资本保值与增值发挥不可估量的作用。

（2）管理资本

医院内部管理以职能科室管理为主体，以质量控制与经济安全运行为核心，执行是其主要管理行为。而医院外部管理主要根据市场环境进行医院长期发展的决策，管理行为主要是决策，属于管理能力范畴。加强医院管理的投入，提高医院管理者的能力和素质，提升管理能力、完善组织结构、效率等。

（3）技术资本

技术资本和技术开发与应用的统一，是医院知识资本的核心。市场需求是医院技术资本开发的基本出发点和最终归宿，因此技术资本开发的主要动力来自市场需求，包括引进资金资本、引进智力资本和引进新的机制等，以加快推进医院管理体制和学科组织的调整重组，实现新的具有较强活力的组织机构，确保技术资本不断开发和生产新的产品，提供新的服务，占据医疗服务市场并实现市场价值。同时，高度重视技术资本要素同医院其他资本要素的新组合是提高医院核心竞争力的关键。

（4）市场资本

市场资本是指医院通过其所拥有的与医疗服务市场有关联的无形资产而可能获得的潜在收益。医疗服务市场存在的健康需求，具有广泛性、多样性、层次性和复杂性等特点，把医疗服务市场看作一种资本的目的，通过提高对医疗服务市场的认知程度，重视医疗服务市场的营销、开拓、运行、利用能力及医院品牌的投资比率等，尤其是提高医院市场营销的水平和层次。

（5）顾客资本

顾客资本是指医院及其员工在顾客中的信誉以及顾客忠诚度和满意度所隐含的资本形态，是医院生存发展最为宝贵的无形资产。医院资本经营的社会效益离不开医院的公共关系及媒体的传递，同时也离不开政府和社会的支持，而顾客的满意度与忠诚度又离不开医院服务中对顾客利益的关注。因此，顾客满意度与忠诚度在某种程度上直接决定着医院资本经营的效果。

医院资本经营要坚持以提高经济效益为中心，通过市场机制对资本结构、融资和投资进行严格管理和灵活调度，追求资本价值增值最大化和经营贡献最大化。医院资本经营的方式选择主要分为两类：一是内涵式经营，主要通过内部融资和资本存量结构的合理调整、盘活用足现有资本的方式，满足医院经营管理的需要；二是外延式经营，主要通过扩大融资规模增加资本存量，扩大生产、经营场所，增加人力、物力，以实现医院扩大再生产。主要基于医院内部条件和外部环境的变化，通过收购、兼并、股份制、参股、控股、托管、拍卖、联合、租赁、转让等多种形式，进行医院资源的优化配置和产业结构的动态调整。

通过进行资本经营评价指标的分析、比较，选择适宜的资本经营方式，避免医院资本经营的盲目性和失误性，并适时调整资本经营的方向、形式和方式，切实加大对资本经营的力度，积极有效地进行资本运作。提高医疗收入，实现医院资本的保值增值，使医院资本经营进入良性循环，提高医院的社会效益和经济效益。医院通过围绕医疗的市场、服务、质量、品牌、负债、资本、知识、信息等环节展开经营管理。一是培育医院核心经济，以高科技为其重要的资源依托，发展医院特色，打造医院品牌；二是调整医院结构经济，以智力资源、无形资产为第一要素，重视第三、第四产业以及人力资源、形象资产的开发利用；三是拓展医疗市场经济，开展全方位、多领域、广渠道的服务，带动相关医疗学科的发展；四是启动医院综合保障经济，找准医院定位，紧紧围绕医院所承担的任务和功能要求筹划各项建设，将不合作竞争转为合作竞争，形成战略联盟，防止恶性竞争，实现以比较低廉的费用提供比较优质的医疗服务的目标。

医院资本经营在一定的程度上会导致医院经营管理风险的扩张。因此，加强医院资本经营的财务管理，保证医院经济安全、有效运转显得日益重要和迫切。医院资本经营的项目要符合卫生产业的发展方向，具有较强的市场拓展能力。同时把握资本市场发展规律，按照"风险与收益平衡"原则，处理好资本市场与财务风险、风险投资与风险报酬的内在联系，科学合理地运用财务杠杆的调节功能，建立科学的财务风险管理机制，包括工作数量、业务质量、成本水平、收支结余、负债能力等指标在内的财务风险预警系统，开展有效的风险控制、预测、评价、分析、处理工作，建立健全内部财务管理制度，形成完善的内部控制制度和科学的理财方法，强化预算管理，减少资金浪费，保证医院资本的保值、增值促进医院的建设发展。

（四）医院战略成本精细化管理

1. 有利于改善和加强医院经营管理

成本是决定医院优质服务在竞争中能否取得份额以及占有多少份额的关键因素，而影响竞争成本的核心是医院的战略成本，而非传统的经营成本。战略成本管理是现代医院适应市场经济发展和医疗市场竞争的必然结果。

2. 有利于建立和完善成本管理体系

战略成本管理是医院全员管理、全过程管理、全环节管理和全方位管理，是商品使用价值和商品价值结合的管理，是经济和技术结合的管理。不仅在成本管理中体现微观层面上的分析，而且把工作重心转向服务关联、技术关联、采购关联、财务关联、竞争对手关联中的成本分析等有关医院整体战略，使医院经营管理正确地进行成本预测，从而正确地选择医院的经营战略，正确处理医院发展与加强成本管理的关系。

3. 有利于更新医院成本管理的观念

传统成本管理只强调管理医院的目的，而不注重过程选择，忽视了人的能动性、创造性及人的多方面需求。医院战略成本管理将全体员工视为成本产生的直接动因、成本控制的主体和成本改进的决定因素，着重进行医疗服务市场的需求分析和相关技术的发展态势分析，并对医疗服务项目的设计、病人的诊治及后续治疗，维护保养、废弃处置等成本进行全过程管理，以尽可能低的费用向病人提供尽可能优质的服务，以尽可能少的成本支出获得尽可能多的使用价值，不断提高医院的市场竞争力，为医院获得更多的社会效益和经济效益。

战略成本管理是成本管理与战略管理有机结合的产物，是医院成本管理发展的必然趋势。引入战略成本管理理念，目的是以成本管理为主线，优化资源配置，寻求差异化优质服务，降低运营成本，构建基于整个价值链优化的战略竞争优势，促使医院统筹兼顾，努力改变医院自身状况，以促进医院更好发展。

（五）医院全成本核算

医院全成本核算真实准确地计算医疗服务的成本，客观、公正地评价医疗服务的价值，动态、实时了解医院各环节的效率和效益，有效地遏止不正常的医疗费用增长，对促进医院建设和发展有着重要的现实意义。

医院学科建设和经营管理是医院建设发展的两条主线，医院经营管理往往是医院建设发展的弱项。很多医院把将成本核算列为医院经营管理的重点。但医院和科室的成本核算存在"双轨制"，对医疗成本的归集范围和分摊方法各不相同，没有统一的操作方法，造成医院成本核算的盲目性和局限性，使成本核算产生的信息结果差异很大，很难为医院经营管理提供真实、完整、可靠的信息，达到成本核算的真正目的。

医疗服务不同项目和不同数量的组合，构成不同病种、不同病人的医疗成本。因此，建立医院全成本核算信息体系，要以会计核算数据为基础，按成本核算对象归集分配各项费用进行成本核算，计算医疗过程中的全部资金耗费，以保证成本核算结果和会计核算结果，实现成本核算数据与财务会计数据信息的一致性。

医院全成本核算信息体系分为收入指标体系、成本指标体系、效益指标体系、质量指标体系，其中收入指标体系预测经济活动的发展趋势；成本指标体系实现高效、低耗的成本指标控制；效益指标体系实现效能、效率与效益的统一；质量指标体系对不同专业岗位人员的工作质量、效益进行有效的监控。

（六）医疗设备精细化管理

随着医疗技术的高新化和医疗需求的个性化，医疗设备在医疗、教学和科研工作中的作用越来越大，许多高新技术的应用离不开先进的医疗设备。医院的医疗设备管理存在盲目引进、重复购置、成本核算不到位、忽视技术培训等问题，加强医疗设备的综合管理，对医疗设备引进、使用等环节进行连续的动态跟踪管理，实现医疗设备的精细化管理，有利于现代医院创造最优的技术、经济、社会效益。

医疗设备的精细化管理，医院要明确相关人员的岗位职责，以及装备规划、立项的原则、程序等，并从医院总体发展、专科建设、人才引进、财务状况、设备性能等方面，建立医疗设备装备规划和立项制度及评审体系，对医疗设备管理工作中的重大决策、技术问题进行评价、咨询和宏观管理，坚持结合医院发展及学科建设的实际需要，考虑医疗设备资源配置：一是满足基本医疗需求，确保医疗工作正常开展；二是添置专科医疗设备，形成特色专科；三是引进高精尖医疗设备，提高医院整体档次，并遵循技术上先进、功能上适用、经济上合理等原则，做到每个医疗设备引进项目均建立项目论证小组，从技术上引进条件是否成熟，资金上是否允许，人员及场地准备上是否充足等方面进行充分论证，并由医疗设备管理机构进行审批，以避免盲目引进、重复购置导致设备闲置、使用率低的不良后果。

由于采供信息严重不对称，容易引发决策失误、资金超预算、合同缺陷甚至操作违规等风险。因此，必须实施医疗设备采购风险管理。一是采购阶段。医疗设备正式立项后，需要做好供应商的评审、采购方式的选择、采购物品的验收等工作，特别是从供应商的资质、信誉及服务情况、产品质量及价格等方面进行评审，对供应商的供货情况实施监控，实行动态管理，保持供货渠道的稳定性。着重实施医疗设备风险管理，以实现科学配置医疗设备减少闲置浪费的目标。

在规避设备采购风险方面主要有三个办法进行规避。一是采用年限折旧法对医疗设备进行折旧管理，并作为科室的成本开支。建立起较完备的风险评估机制，有利于科室在购买设备时充分考虑其时效性，加强设备管理，分解和转移设备的采购风险。在设备采购过程中实行项目管理。凡超过一定价值的医疗设备采购，均实行项目管理，划分为项目准备、技术谈判、商务谈判、合同执行、交付使用和使用跟踪等六个阶段，对层层分解的采购流程实施层层负责，层层把关，以有效规避采购中的人为风险。二是设备安全质量管理。医疗设备应用安全与否直接关系医疗质量。把医疗设备管理部门定位为医院质量管理体系的重要环节，而不仅仅是在后勤保障方面的作用。建立以设备应用安全质量保证为核心的管理模式与评价体系，医疗设备的使用、保养和维修必须有专人负责，持证上岗操作，严格按规程操作，保证符合仪器使用的环境条件。大型医疗设备必须制订保养计划，并严格按计划做好日常的保养工作。医疗设备一经出现故障，应及时组织工程技术人员进行检修，院内力量不能解决的故障，要及时通知生产厂家来人维修。医疗设备的使用、保养和维修情况应及时登记，以备作为医疗设备效益分析及日后报废的依据。三是医疗设备的效益分析。分析评价在使用医疗设备的状况，提高使用率，指导医院的医疗设备装备规划和立项，为医院添置同类医疗设备提供论证依据。

医疗设备产生的效益可分为两类：一为社会效益，二为经济效益。对于不能单独收费或使用频率太低、但又必备的医疗设备，难以对其进行经济效益分析，主要从诊治人次数、诊疗工作的影响程度、科研教学、业绩等方面进行社会效益分析。而一些有收费项目的医疗设备，尤其是大型医疗设备，除了进行社会效益分析外，应重点进行经济效益分析。最常用的分析方法有两种：第一种是投资回收期法，即根据收回医疗设备投资成本所需要的时间来进行的经济效益分析方法，投资回收期越短的医疗设备，其经济效益越好；第二种是投资收益率法，指该医疗设备每年获得的净收入与投资总额的比率，投资收益率越高，其经济效益越好。从医疗设备购置开始到使用中的每一个环节进行效益分析，既要遵守国家政策，让医疗设备发挥最大效益，又能满足社会效益的需求，维护病人的利益。

（七）卫生耗材精细化管理

随着越来越多新设备在临床治疗中的推广和普及，医用耗材使用的品种和数量逐渐增多，给医院成本控制带来相当大的难度。医院耗材管理还存在各种问题，制约着医院耗材精细化管理的发展。比如医院管理观念过于落后、管理方法陈旧、管理制度不够完善等问题。一些管理人员在工作过程中还有私人感情，无视医院管理制度，观念过于落后。大部分医院仍旧沿用以往传统的管理形式，管理办法过于单一化、教条化，导致医院管理秩序混乱，管理效益难以提高。缺乏完善的管理制度，在耗材购买方面没有明确的规划和目标，导致耗材流向和使用混乱。

随着医疗耗材使用数量和种类的不断增多，管理难度也逐渐增加，耗材精细化管理应制定明确的管理目标和完善的管理制度，并贯彻落实到具体环节中。对管理工作流程和操作进行规范化管理，提高医院管理效益。主要措施有转变管理理念、加强耗材管理控制以及信息化管理等等。管理人员应明确管理内容及目标，定期举办耗材精细化管理相关培训。尽量采取更多的形式和手段，大力加强耗材精细化管理宣传教育，营造一个良好的耗材精细化管理氛围，以提高管理人员管理积极性和责任心，从而保证耗材精细化管理工作有条不紊地开展。在采购阶段，管理人员应事先对需要采购的耗材数量、价格、名称进行详细整理，并与相关部门进行反复地确认核对、申报，应注意耗材的性价比，尽量选择适合于设备要求的经济适用的耗材，以降低病人的治疗成本和提高医疗设备的使用寿命。对于常规耗材要引入"零库存"管理，建立快速供货网络，既减少库存闲置或浪费，又确保临床医疗的需求。对于贵重耗材可采取特殊记录制度，以杜绝漏记账等损失，节约医院流动资金。应在耗材精细化管理中充分应用信息化管理系统，将纸质档案管理数据转换为电子档案，以提高档案数据的准确度，提升管理效率。

四、医院运营精细化管理的途径

（一）培养员工的精细化观念和意识

医院运营精细化管理是新思路新思想，如何将这种新的管理思想充分贯彻到各个环节是医院需要考虑的首要问题。大部分的医院员工对医院实施精细化管理的动因和目标只了解一点或完全不了解者。因此，需要医院高层管理者在医院内部营造一种氛围，从注重培养员工的精细化观念和意识入手，积极主动采取各种形式，向员工广泛宣传灌输精细化管理的深刻内涵和重要意义，全面把握和领会"精细化管理"的灵魂和意义，将精细化理念植根于员工的脑海，由被动变为主动，有效推动精细化管理的实施。

（二）做好医院的基础工作

基础管理是医院发展最基本的条件，是不可逾越的阶段，是实施精细化管理的必要基础和前提。系统梳理管理流程，寻找漏洞和缺陷，使医院各项管理活动有制度、有记录、有流程、有标准、有监督、有控制，使医院管理基础工作走向规范化和系统化，为精细化管理的成功实施奠定坚实的基础。

（三）运用信息系统，支撑精细化管理

信息化建设已成为医院精细化管理的基础，甚至已到刻不容缓的程度。而精细化管理的成功实施依赖于大量的数据信息，要求管理者灵活运用现有的信息化系统，从系统中及时采集数据来掌握情况。整合与优化信息系统，逐步实现由分专业的多个独立系统向少而精的综合支撑系统过渡。当前的信息系统过于繁多，同时普遍存在着管理和运用的"两层皮"，既不利于医院管理层面的学习与掌握，也不利于数据的采集与维护。信息系统是以支撑医院正常的运转为目的，只有不断完善和运用信息系统才能获取更多有价值的信息，进而更好地服务于医院的发展。

（四）医院的分析和预测需要更加精细化

精细化的经营分析和预测是决策的前提和依据。不少医院的数据分析方法不到位，分析工具不成系统。运营分析应是对医院的运营状况进行全面系统地分析和诊断，而不能只停留在简单的客户、市场、财务等层面。应对运营状况、财务状况、网络资源配置、人力资源管理进行综合分析，分析它们之间的因果关系。这就要求建立科学、系统的分析方法，完善分析工具。

（五）建立完善全面预算管理体系

全面预算管理是实施精细化管理的重要基础，已经成为连接战略管理与绩效管理以及落实精细管理的重要牵引环节，并逐渐从成本目标控制手段向财务绩效评价工具和企业战略执行平台演进。在全面预算管理过程中，预算编制是一个非常重要的基础环节，如果预算编制质量不高，全面预算管理的作用和功能就会大打折扣。

（六）重视执行成本，强调效率

财务成本管理的精细化要慎重考虑执行的成本和效率。在推行"精细化"管理的实践中，出现了不少因过分追求精细化而伤害运营效率的问题。就像前文所说的精细化之争，过分拘泥于步骤和程序的细分、到位，意味着医院要为此付出大量的成本，包括时间、人力和物力，以及对市场变化的反应速度。制度建设是财务成本管理向精细化推进的奠基

石。但越规范、细致的制度，其执行成本越高。财务成本管理工作需要规范的管理制度来夯实基础，但在拓展工作领域、与其他部门合作的过程中，需要充分考虑制度执行的成本，避免掉入烦琐冗杂的流程处理中。财务成本管理的精细化需要在"大财务"战略下破除部门之间的壁垒，拓展职能范围，为运营管理活动提供精细化的信息，以信息化手段推进精细化管理，同时兼顾成本效益原则。

第三节　医院财务精细化管理

一、医院财务精细化管理概述

（一）医院财务精细化管理的定义

医院财务精细化管理主要是指在财务管理的整个过程中，严格遵循精细化管理原则，对医院财务各项流程进行优化，并实现考核控制，利用动态化、标准化提高公立医院财务管理效率。

（二）医院财务精细化的特点

从财务管理角度分析，医院财务精细化管理的特点有以下三点：

第一是在与传统医院财务管理的对比分析下，不仅职能动向发生变化，并且传统模式下形成的静态核算监督逐渐转变为动态经营管理。

第二是在精细化管理要求下岗位职责分工面临更大的挑战，与传统财务管理模式相比较，精细化管理促使岗位职责分工更加清晰，并且多以量化考核的方式进行绩效评价，以便为社会公众提供更优质的医疗服务，财务为各部门提供精细数据变为日常工作。

第三是在财务精细化管理下，先进的技术与理念融入财务管理体系之中，实现了财务管理的信息化发展。

（三）医院财务精细化的意义

精细化管理是医院财务管理的发展目标，对提高财务预算管理水平、财务成本核算和财务绩效管理具有重要影响。

医院财务精细化管理使医疗资源及医疗划拨经费更加有效合理。财务精细化管理时要对医院的管理水平的提升措施有着更深入的思考，考虑如何才能完善当前的财务精细化管理系统及建立医院财务精细化的长效机制。因此，医院财务精细化管理具有非常重要的意义。

从必要性看，医院财务的精细化管理对医院提升管理水平及医疗服务能力是非常必要的。第一，医改的政策要求医院不断降低医疗成本，提高医疗的经济效益。国务院颁布《关于深化医药卫生体制改革的意见》的目的就是要对医药事业进行科学的评价和接受社会的监督，为医院提升服务质量、改善服务态度提供了一个很好的平台，也为医院优胜劣汰的市场环境增加了力量，迫使医院不断地优化资源配置，降低医疗成本，提高医疗的经济效益与社会效益。第二，财务的精细化管理可以很直接地反映医院在某个阶段的经济效益情况，并将财务分析建立在精细化数据的基础上，对医院分析未来的战略决策是很有意义的。第三，医院财务的精细化管理符合医疗的可持续发展理念，使财务预算机制更加精细，这是医疗持续发展的不懈动力及成本最小化目标的实现手段。

从可行性分析看，财务管理已由传统的财务核算向新兴的财务管理职能转变，由静态向动态的转变，由服务性向管理性的转变。财务精细化管理逐渐成为医院管理的新手段，它在医院中的作用显得日益重要。财务精细化管理顺应了当前医疗事业改革的必然趋势，旨在促进医院提升服务质量，转变服务角色和态度，由一元化向多元化的转变，使财务人员在财务的精细核算体系下开展工作，建立与完善当前的财务管理体系，实施真实、科学、严格的监督机制，以实现高效、优质、低耗的目标。

二、医院财务精细化管理的内容

（一）医院财务预算的精细化

财务预算在医院财务管理中占着最重要的比例，也起到最核心的作用。精细化预算管理的本质就是精确化、数据化，在医院精细化预算管理中，传统的笼统模糊的管理要求被具体量化的标准所取代，提高预算管理效能，建立具体详细的绩效考核体系和管理标准体系，使预算管理全过程实现精确化数据化，从而提高其可控性和能控性。预算管理的精细化是财务精细化的前提。只有做好预算管理的精细化，财务管理精细化的一切操作才显得有意义，否则财务管理精细化就不能获得预想成果。

（二）医院成本管理的精细化

1. 改革用人制度，降低人员费用

人员费用是医院成本费用的重点构成部分，严格控制人员费用将是医院成本管理的基础和关键。改革医院内部组织结构，简化管理层次，减少管理人员，降低管理费用，也成为加强医院经济管理的重要内容。也就是说，减员增效是医院最有效、最直接的成本控制途径。因此，医院要深化人事制度改革，建立双向选择、竞争上岗的用人机制。实行岗位管理，严格临时用工制度，并制定按劳分配、多劳多得、优劳优酬的分配制度，合理配置人力资源，最大限度地调动医院员工的技能和潜能，减少或避免因人力资源配置不当所引起的费用开支和浪费。

2. 做好成本预测，降低经营成本

医院经营成本主要体现在设备、药品、器材用品、卫生材料、后勤服务等方面。医疗费用的增长则主要表现在贵重药品、系列检验和各种先进设备检查等方面，因此，医院降低经营成本要在维护病人利益的基础上，做好经营成本预测，厉行增收节支。一是通过技术进步和技术创新提高疾病治愈率，缩短病人平均住院日，加快病床周转，提高医务人员的工作效率；二是适应医学模式转变，根据社会需求，转变服务模式，开辟新的服务领域和服务项目，全力满足群众多样化、多层次的医疗保健需求；三是公开招标采购设备、药品、卫生材料、器械用品等物资，降低采购成本；四是加强医院后勤服务的成本管理，减少浪费，降低消耗，不断提升医院经济管理的效率，以减轻群众的医药费用负担。

3. 加强资产管理，提高使用效益

（1）成本核算与财务管理的关系

财务管理是成本核算的基础，成本核算是财务管理的延伸。财务管理没有成本核算，就无法得到成本及相关的数据，使财务管理决策缺乏有力、翔实的信息资料支持。所以要以财务管理为依据，在管理成本增加不明显的前提下搞好成本核算，不断完善医院财务管理机制与措施。特别是要围绕"以病人为中心"的服务主题，切实抓好业务科室、管理科室的成本核算和财务管理，合理制定经济核算与分配办法及相关制度，使业务科室和管理科室既相互监督与制约，又相互配合与支持，确保医院经济持续稳定地发展。

（2）医院成本与科室成本的关系

医疗服务消耗的各项费用总和，可分为变动成本、固定成本和混合成本。其中，变动成本是指成本总额的变动与服务数量的变动之间成正比关系的成本；固定成本是指成本总额在一定时期和一定医疗服务量的范围内不随服务量的增加而变动的成本；混合成本则指兼有固定成本和变动成本性质的成本。科学客观地分析医院成本和科室成本的特性，有助于调节与控制医院成本和科室成本，提高医院的整体效益。因为科室成本核算是对医院成本管理责任的划分，为医院成本核算和降低病人医药费用服务，与医院成本管理目标是一致的。

（3）成本核算与医疗服务的关系

一般说来，增加医疗服务数量可降低单位服务量的成本。但只增加服务数量，不求降低成本消耗，也会出现服务数量增加而单位成本升高的情况。值得注意的是，为增加服务数量而过多增加消耗，或为节约成本而影响正常服务的行为都是不可取的。同样，不能以节约成本为主而忽视医疗服务质量，或以提高医疗服务质量为主而忽视节约成本。关键是实现医疗服务数量、质量与成本的有机统一。

（4）成本核算与科技投入的关系

医院管理的目标是"用比较低廉的费用提供比较优质的医疗服务"，这就要求医院要不断增加科技投入，积极拓展医学科研和技术创新活动，避免为降低成本而忽视科技投入的短期行为。虽然医学技术创新或科学研究需要较多的成本投入，但新技术新项目一旦应用于临床医疗，将大大降低疾病诊治的医疗成本，既提高医院的社会效益，又提高医院的经济效益。

医疗成本是医院向社会提供医疗服务过程中所支出的各种费用的总和，是衡量医院经济效益的综合性指标之一。通过成本核算的分析预测，可以掌握医院未来的医疗成本水平及其变化趋势，有助于把医院管理中的未知因素转变为已知因素，提高医院成本管理的水平，减少医院经营管理的盲目性，不断促进医院经济管理水平的提高，确保医院建设的可持续发展。

（三）　医院绩效管理的精细化

在医院财务管理体系中，绩效管理占据重要内容和比例。医院绩效管理的精细化主要是有以下三点：第一，考虑指标的多元化性。传统的绩效考核一般只考虑单一的指标，往往也只是注重财务指标，而现代绩效考核在考虑财务指标管理的同时，还应包括一些社会效益、服务指标、医疗质量等，因此，在考虑医院绩效管理的指标时，要将财务指标与非财务指标一起综合设置。第二，重视权重分配科学化。医院一般采取院科两级制度，对质量与效率进行分配，在二次分配的时候还需要对个人质量加以重视，采取按劳分配的原则，在保证医疗质量的同时实现经济效益的最大化。第三，关注绩效方案的多样性。绩效考核方案可以按照社会发展的要求以及医院自身发展现状，构建核算体系与分配模式。在考核绩效的过程中，应不断采取访谈法、调研法以及咨询法对方案进行调整，并把各个科室的负责人联合起来，综合考虑，从而实现医院绩效管理的精细化发展。

四、医院财务精细化的途径

（一）强化医院预算的审核能力

首先，依据新医改政策，医院必须使财务核算的内容明确化，对医院的财务预算与财务内控进行合理调整，及时分析医院的医护人员和医院的整体的收支结构及收入状况，使医院的预算及核算能力显著提升，获得准确数据；其次，医院的财务人员要及时分析、审核社保回款基金及医保垫付基金的比例，同时要结合相关的成本、产出及投入情况对医院的账户往来进行核查，对报表的编制及对外披露进行控制与评价，确保医院预算及核算审核的严格性；最后，要使医院的一切分析评价指标进行量化，对扣款明细及费用明细及时清算与核对，以保障财务精细化管理的有效实施，也有益于提升医院预算的审核能力。

（二）强化资产管理，强化成本核算

医院各科室进行医疗服务都需要依靠于固定资产设备，有效地对资产的精细化管理是保障医院的医疗服务态度及医疗服务水平的重要途径，对资产的精细化管理主要包括应收账款的精细化及固定资产的精细化。一方面对固定资产精细化管理要具备固定资产购置、存放及出库等环节的严格规章流程，对固定资产进行信息化管理，利用现有先进的信息交换系统对资产进行及时盘点并减少资产的损耗与流失。另一方面对医院应收账款的核对，严格控制应收账款的额度，保证现金流的正常运转。许多医院因为应收账款不能及时收回而导致资金链的断裂。将财务中的预算、核算等纳入成本管理范围之内，将成本管理与固定资产管理进行很好的结合。同时强化细化库存材料管理。很多医院主要采用二级管理与条码化管理，其中二级管理主要是所有材料入库时都要由一级库房进行验收，由一级库房进行粘贴条码，然后转交二级库房，由二级库房进行统一收费，一级库房根据二级库房的材料耗用量进行补充。条码化管理是指在材料入库时进行贴码，材料的整个使用和流动过程都会由条码进行记录，这起到了过程控制的效用。细化库存材料管理不但要细化会计科目，还要对材料进行跟踪检查。因此，细化库存材料管理对于财务精细化管理是非常必要的。

实行成本核算是医院适应市场化发展的必然趋势，也是医疗服务进入市场参与竞争的必然结果。医院成本核算是指医院把一定时期内发生的医疗服务费用进行归集、汇总、分

配、计算医疗服务总成本和单位成本的管理活动。医院成本核算按核算对象不同分为三种：一是项目法，以卫生服务的项目作为核算对象；二是病种法，按不同病种分别核算成本；三是综合法，以医院内部各部门、科室作为成本核算对象。其在医院经济管理中的作用有五个方面：一是反映医院工作数量与质量的综合指标。在服务质量一定的条件下，服务数量越多，单位成本越低；在服务数量一定的条件下，服务质量越高，单位成本越高。成本核算集中体现了一定时期内医院医疗服务数量与质量的统一。医院管理者通过成本核算的分析结果，可以及时地进行横向或纵向的成本调控，以求医院经济管理最优化。二是确定合理补偿医疗服务消费的尺度。财政补偿是国家对医疗事业发展承担责任的具体体现，如果医院在医疗服务过程中缺乏实际成本消耗的成本证据，将使医院的财政补偿处于被动局面。科学、合理、正确地进行成本核算，不仅可以为政府制定财政补偿政策提供更准确的信息，也可以为医院经营决策提供重要依据，实现最佳经营成果，增强自我发展的能力。三是确定医疗服务价格的重要依据。在市场经济条件下，医院经济管理将面临医疗服务定价权限的下放，能否确定合理的医疗服务价值，有赖于科学的成本核算信息。由于价格对医疗需求有很大的影响，根据成本核算信息制定的医疗服务价格，将有利于医院的经济运作和经营管理。不切实际的医疗价格，将损害病人的消费权益，最终也将损害医院的经济利益。四是建立健全医院激励机制的基础。完全成本核算提供的成本信息，反映的是医疗服务的全部成本消耗。通过科室全成本核算，调动科室节约成本的积极性，主动加强科室内部管理，有利于维护医院内部正常的竞争态势和激励机制，抑制不完全成本核算引起的各部门、科室争设备、争房间等不良行为。五是完善医院内部运行机制的平台。医院经济管理的根本目的在于如何以最少量的消耗，提供最大化的服务。成本核算为完善医院内部运行机制提供改革的平台，促进医院经济管理的科学化。

（三）全成本核算，奠定医院精细化管理的基础

全成本核算需要建立健全相应的经济管理规章制度，确保对医院成本的全面控制，通过全员、全程、全方位的管理，最终使医院向着高质量、低消耗、高效益的方向发展，达到了整合资源的目的。对成本核算过程进行总结和追踪，对科室进行一级分配，并提供科室进行二级分配的有关数据。但要求二级分配要兼顾患者、医院、职工三者利益，坚持多劳多得、按生产要素分配，体现效率、质量、效益优先，兼顾公平，绩效挂钩。医院对科室的二级分配逐人审核，定期逐个科室、逐个项目进行复查、核对，使核算方案不断完善，质量不断提高。将可控成本细化到岗位、量化到奖金，做到岗岗有标准、事事有规范、全员有考核，形成堵漏、挖潜、节支环环相扣、相互促进。建立和完善成本监控措

施，加强经营管理，提高经济管理水平，将使医院谋求更大的发展空间和更多的发展时机。

（四）完善制度，加强风险意识

医院要根据会计制度制定出切合自身发展环境的、适合财务部门的规章制度，保证财务运营有章可循。形成精细化的管理离不开财务部门管理的规章制度，这是财务工作的基础依据，也是财务人员工作必须遵照的标准。财务的精细化管理要使财务结构合理化，完善医院的内控制度，大力提升医院的经济与社会效益，推动医院财务部门由记账型向管理型转变；重点培养风险控制的专业人才，对财务人员进行定期培训，使他们不仅有能力对财务风险进行识别，而且有能力对财务风险进行处理。此外，医院还应运用综合的手段对财务进行精细化管理，结合成本核算、投资与筹资及内控管理的等相关经验或者措施对风险进行识别与防范；医院要构建财务的风险评价体系。目前很多医院都缺乏相关的系统科学的风险考核体系，并不能对医院的财务做出科学的预测与分析，只是进行简单的财务指标的分析；医院要实行财务风险控制的长效机制，不能在问题出现时才强化内控制度的执行力度，财务风险渗透在医院经营的每一个环节中。因此必须建立财务风险的长效机制，强化财务人员的风险意识；要鼓励采购、信息、审计等部门的协作与沟通，通过部门间的沟通以实现医院财务的精细化管理。总之，完善风险控制制度、培养风险控制人才是医院财务精细化管理提升的必要途径。

（五）完善财务信息系统，提升财务信息化建设水平

医院精细化管理的手段离不开信息化建设。医院管理信息系统包括了两部分，一是医疗管理系统，二是运营管理系统。首先，医院各部门间的财务核算都与信息交换有着密不可分的关系。完善财务信息系统不仅能够加快科室间的信息交流，还能及时收集准确的财务数据，这对医院的战略定位及市场分析有着举足轻重的作用。其次，医院以财务信息建设为基础进行市场特点的分析，寻找财务管理过程中的弱化阶段，充分调动医院的资源效应，以驱动医院的持续健康发展。最后，医院可以开发或者委托开发目前先进的信息系统，这样可以充分利用财务数据的开放性节省人力及财力、物力的消耗，进而大幅度降低医院的成本，促使财务以更快速度向成本、管理、账款及库存等不同会计部门传送财务数据。完善财务信息系统、提升财务信息化建设是医院目前及未来需要持续采取的重要措施。

医院实施成本核算，须统一数字字典与统计口径，对医院的会计、绩效、成本、资金

等各方面财务数据进行自动采集，利用医院智能数据分析系统，将数据转化为知识，使医院能够做出正确的运营决策。HRP 也叫综合运营管理系统，在新医改的模式下，为谋求更好地生存与发展，专门对会计、成本核算、物流、资产、绩效考核以及预算管理进行了财务一体化愿景规划。最难以解决的是医院的各个信息系统并非处在一个平台上管理运行，业务数据不能共享。而结合统一数据编码规范，建设数据交换平台，进行数据挖掘，通过管理要求对异构数据进行重整，设立医院的经济数据资源库，可实现互补，有利于医院进行财务管理，达到精细化运营的水平。医院要充分发挥医疗服务的作用，须利用新型的财务管理软件，以及先进的财务管理系统进行财务管理，扩招财务人员，提高财务人员的整体素质，再加上医院自身的条件，完善医院的财务管理体系，提高医院财务系统的整体水平，促进财务部门工作的有序进行。

（六）完善财务考核制度，减轻财务人员的负担

随着医院规模的扩展，就医人数逐年增长，医院的财务工作压力也不断增大。精细化的管理是使医院财务部门的各个工作环节、工作步骤达到有顺序的、有条理的、层次分明的效果。医院制定严格的财务考核制度，还要强化对日常财务管理的监管工作，医院财务部门应当在每个季度的财务考核中及时发现问题，出现财务数据失误要及时更正，规避财务风险，以保证财务系统的安全，使医院正常运营。同时，经常对财务人员进行培训，使财务人员能够掌握更多的职业知识，提高财务人员的工作效率，提升工作水平，从根本上促进财务系统的正常运作。

第三章 医院的病案管理

第一节 住院病案管理内容

一、住院病案的登记与管理

(一) 住院病案登记工作的概念及意义

住院病案登记工作是将有关病案的资料根据不同的目的和需要收集到一起，进行有选择的或提纲式的简记，使其成为系统的资料，便于应用和管理，它是住院病案信息管理中的一个必要的组成部分，是住院病案信息的二次开发，是住院病案信息管理的基础。做好住院病案登记工作有以下意义：

1. 住院患者登记是住院患者的明细表，便于了解每个病案号被分派给患者的情况，等于住院病案编号的总目录，掌握住院病案发展的动态。

2. 可明确患者是否已在医院建立有住院病案，避免住院病案号码的重复发放或将相同的号码发给不同的患者。保证住院病案信息管理系统的完整性，是进行系统编号管理的关键。

3. 住院患者的各种登记是统计的原始数据，完成住院患者有关的医疗统计。

4. 对病案信息进行二次加工的各种登记，为住院病案信息的开发利用提供了多途径查找检索的线索。

5. 了解各临床科室的住院情况。

以病案编号为序的住院病案登记是掌握住院病案发展的明细表，患者每次住院都要进行登记，以便掌握住院病案的流动情况。住院病案的多项登记往往能够解决一些其他资料检索时不能解决的问题，弥补其他工作的不足，它可以起到充实病案查找线索的作用。因而登记工作从一开始就要做到登记资料的完整、准确，从登记内容的安排和设计上产生出合理的效应。随着计算机在病案信息管理中的应用，烦琐的手工住院病案登记已逐步退出，取而代之的是通过计算机的简单操作即可完成涵盖病案信息的多种登记。

（二）住院病案登记的要点

1. 第一次住院的患者

患者第一次到医院住院，应该作为一个新患者登记，但必须问清楚患者是否住过院，以证实是不是新住院患者，尽管患者认为未曾住过院，住院登记处的工作人员也应与病案科核对，确定是否建立过住院病案。

现在，住院登记处工作人员利用医院计算机 HIS 系统输入患者就诊卡号，就可直接了解患者是否第一次住院，或历次住院的基本信息。

如果患者没有建立过住院病案，就要收集患者的身份证明资料，记录在新的住院病案首页上，并给予登记号即病案号。在发出的登记号下登记患者的姓名以免今后发放重复号码。登记应包括以下内容：登记号（病案号）、患者姓名、登记日期、科别。

2. 有住院病案的患者

如果患者曾经住过院即已有住院病案，使用原病案号，通知病案科将原住院病案送达病室。并根据提供的信息核对住院患者姓名索引卡，记录所有信息变化情况。

计算机化管理住院患者姓名索引，将以往的纸质资料全部输入微机便于查询、利用，便于随时记录变化情况。

需要说明的是患者就诊卡的使用，实际上患者第一次来院就诊时即有了 ID 号以及病案号，患者在办理住院登记时，只需核对就诊卡显示的患者基本信息，根据病案首页的项目做缺项补充，并使用就诊卡原有的病案号。

3. 出院患者的病案处理

对于每日出院的病案，应根据要求按病案号的顺序分别记录于各种登记簿中。或计算机录入住院病案的各种登记记录，使资料更准确、更清楚，查找更快，存储更方便。

（三）住院病案登记的种类

1. 住院病案登记

患者入院时，就应建立住院病案登记，以病案号为序，登记患者的身份证明资料等，患者出院补充登记有关出院的情况，并作为永久保存的资料。

（1）登记的内容

必要项目：病案号、患者姓名、性别、年龄、身份证号码、入院日期、出院日期、科别、病室。

其他项目：籍贯、职业、出院诊断、入院诊断、手术操作名称、治疗结果及切口愈合情况。

（2）登记的形式及作用

卡片式登记：一般适用于一号制管理的病案。患者建立了门诊病案仅有部分患者需要住院治疗，由于门诊病案的数量发展快，手工登记工作量很大，一般不做病案登记，患者住院则形成了登记号码的间断，实行一号制管理病案采用卡片式登记，可随时按病案号调整卡片的位置，满足住院病案登记依病案号的大小顺序排列的要求。

书本式登记：适用于按病案号次序连贯登记的两号集中制或两号分开制的住院病案。

第一，由于按患者住院先后编号登记，自然成为按患者住院日期进行登记，这就提供了按患者住院日期查找病案的线索。

第二，疾病诊断、手术名称、性别、年龄、职业等项目以及再次住院患者的登记，都可作为统计的原始资料，提供各项统计数据。

第三，由于患者住院登记的项目较全，可以从中查找出某一项需要的资料，而不必调用病案，因而可以省去很多人力，也可以减少病案的磨损。

第四，住院病案总记录的登记能准确掌握住院病案的全貌，显示病案的发展数字；可以了解住院患者的基本信息，如主要疾病诊断、治疗结果等。患者姓名索引是以患者姓名索取病案号码，进而查询病案资料；通过住院病案总登记，可从病案号了解该病案所属患者的姓名与基本情况。

计算机登记：HIS 系统从患者建卡就诊即录入了患者的基本信息，患者住院的有关信息设计高质量的计算机数据库即可完成各项登记，便于信息的加工和检索，同时可以充分发挥登记的作用和对资料的利用，全面掌握病案整体情况。

从完善病案信息管理系统来讲，不论是门诊还是住院病案的建立，亦不论是一号制或两号制的病案管理，在建立病案时都应按号登记，以掌握病案号的分配、使用，整体及个体病案的发展情况。因为门诊患者多，病案发展快而对门诊病案号的分派不予登记，是管理上的缺陷。计算机系统化的应用则可完成被分派病案号的患者所有信息，避免上述管理问题。

2. 各科出院患者登记

各科出院患者登记是永久性的记录，是按患者出院时的科别及出院日期的先后登记的。

第一，主要项目科别、病案号、患者姓名、性别、年龄、出院日期、入院日期、住院天数、出院诊断、手术名称、切口愈合情况、治疗结果等。

第二，各科出院患者登记的作用。是查找病案的一个途径，可按出院日期或科别来查找所需的病案；可为病案讨论提供即时病案，或为检查某段时间的医疗情况提供所需的病案；帮助统计工作提供部分原始数据；核对检查完成及未完成病案，以掌握住院病案的归档情况。

3. 转科登记

第一，项目除一般登记的必要项目外还应有入院日期、转出科别、转入科别、转科日期、疾病诊断。

第二，作用主要是作为统计的原始资料，也可作为提供查找病案的原始记录。

4. 诊断符合情况登记

第一，项目必要的登记项目及入院日期、科别、入院诊断、出院日期、出院诊断、医师姓名等，亦可包括门诊诊断、术后诊断、病理诊断等。只记录经临床证实、检验检查证实误诊、漏诊等不符合的病例。

第二，既是统计的原始资料又可作为病案管理的永久性资料。

（1）可以通过登记掌握出入院诊断的符合情况，了解医院、诊所及社区医疗单位的整体医疗水平或医师的诊断水平、业务能力。

（2）可帮助查找某一时期有误诊、漏诊情况的病案，以利于开展病例讨论，总结经验教训，提高诊断水平和医疗质量。

（3）可作为考核、晋升医师职称时的参考依据。

据我国目前状况对于各种疾病的诊断符合率，没有提供界定的硬指标，鉴于此种情况作为信息资料的开发利用，对每份出院病案进行此项登记无实际意义。建议只登记已经临床、手术或病理证实的误诊、漏诊的病例，更具实际意义。

5. 死亡与尸体病理检查登记

第一，项目。必要项目及死亡日期、科别、死亡诊断、尸检号、病理诊断等。

第二，作用。通过它可以掌握全部死亡和尸检病例的情况。

（1）迅速准确地提供死亡和尸检的病案。

（2）作为统计的原始资料，可统计医院内某一时期的死亡及尸检情况。

（3）从中分析临床诊断与尸检病理诊断的符合率，了解医院、诊所的诊断水平。

（4）根据死亡病案，分析死亡原因，检查和分析医疗工作质量。

病案的登记虽然种类繁多，在用手工操作时要根据不同功能、作用重复抄录，如今医院 HIS 系统建立，病案首页信息全部录入通过不同的项目组合可达到随意检索的目的，提高了病案信息的利用率，极大地减轻了病案管理人员的工作负担。

二、病案内容排列

（一）住院病案的形成

1. 住院病案的形成

从患者开始办理住院手续到出院的全部过程，是医院内所有工作人员为患者服务的过程，是医务人员（医师、护士、实验室及其他医技科室的人员）、营养师、住院处及结账处、病案科的工作人员相互协作，整个过程产生了大量有价值的医疗信息，这些信息经过病案管理人员的整理、加工形成了住院病案。

第一，建立住院病案并分派病案号。患者在门诊就医经医师确定须住院治疗者，持医师所开具的住院证在住院处办理住院手续，住院处为其建立住院病案并分派一个住院病案号（适用于两号分开制的病案管理）后进入病房。如患者系再次住院，住院处须立即通知病案科将患者以前的病案送达病房。

第二，病房医师、护士的诊疗和护理记录。病房医师要连续详细地记载患者的发病、诊断、治疗及最后的结果，整个过程包括病程、诊查所见、治疗和各种检查结果；护士要记录有关护理观察和治疗计划及为患者所做的其他服务的资料。

第三，患者的治疗过程、最后诊断和出院记录。患者出院时，医师要在病程记录的下面记载患者出院时的状况、诊断、治疗及患者是否需要随诊；医师要写出院记录，展示评判治疗、支持诊断的全部资料，并记录最后结果以及出院后的注意事项；要在病案首页上记录主要诊断以及其他诊断和手术操作名称，转归情况，注意在病案首页上签名以示对病案资料负责。

第四，患者住院期间的所有资料返回病案科。患者在出院处办理好出院手续后，其住院期间的所有资料都被送到病案科。

第五，病案的整理、装订和归档病案。管理人员将患者的所有资料按一定要求进行整理、装订后即形成了住院病案，并入病案库归档保存。

2. 一份完整病案的标准

一份完整的病案必须包括"按事情发生的先后顺序记录的充分资料以评判诊断，保证治疗及最后效果"（Huffman）。完整的医疗记录的标准是：

（1）有足够的资料证实已做出的诊断。

（2）叙述执行的是什么手术，为什么要做，做了什么，有什么发现，并详细叙述麻醉过程。

（3）叙述最后的诊断及外科手术操作。

（4）由治疗患者的医务工作者签名以证实无误。

（5）如果病案是逐步汇集的，应有足够的资料使其他医师或卫生工作人员能够接管对该患者的治疗（如交接班记录）。

（6）完整地收集患者所有医疗资料及相关资料。

（7）严格按照资料顺序的规定进行整理、装订。

（8）完成病历摘要、疾病和手术分类的编码和各种索引，满足了保存病案的目的。

（9）准确无误地归档。

（二）病案的排列方式

1. 一体化病案（Integrated Medical Records，简称为IMR）

一体化病案是指所有的病案资料严格按照日期顺序排列，各种不同来源的资料混合排放在一起。

在一体化病案记录中，同一日期内的病史记录、体格检查记录之后可能排放着病程记录、护理记录、X光报告、会诊记录或其他资料。每一次住院的资料在病案中用明显的标识应分开。

采用一体化病案形式的优点是向使用者提供了一个按时间发展顺序表示的某一医疗事件的全貌。其缺点是几乎不可能进行同类信息的比较。例如了解血糖水平的变化，检查记录放在病案中的不同位置，从而使查找和比较都很困难。信息一体化可有不同程度地实施，最常见的是一体化的病程记录，即所有病程记录按时间顺序排列，而其他资料另外排放。

2. 资料来源定向病案（Source Oriented Medical Records，简称为SOMR）

资料来源定向病案是根据资料来源排列的病案，将不同来源的资料按同类资料集中在一起，再分别按时间顺序排列。如医师的记录、护士的记录、实验室检查资料等分别收集起来，按时间发展的先后顺序排列。我国的病案内容排列大都采取这种方法。

病案作为信息交流的工具，怎样能更有效地迅速地检索、提供资料，是发挥病案的价值并使其具有保存意义的关键。在许多情况下，病案内的资料不易检索、不能被有效地开发利用，这是因为医疗记录往往是随时性记录，是在入院记录、病史、病程记录、护士记录或X线和其他实验室报告中无组织地、凌乱地、分散地记录，而且通常又没有指明疾病情况或问题的标记，病案常常越来越厚，显得杂乱无章，致使重要资料的检索既困难又无可奈何，也为医务人员内部交流设置了障碍。

在国外许多专家认为，解决这个问题的最好办法就是要使病案结构化，又称"结构病案"，也有人称为表格病案。结构病案是指一种计划好的表格，其使用的语言与设计形式是统一的，所有用该表格的人都要遵循同一种形式，这种病案的构成能适用于所有情形。

结构病案很容易实行自动化的管理。随着目前医疗领域中计算机的使用不断增加，结构病案有利于实现使人工到自动化系统的转变。但是，完全性结构病案缺乏对个别问题进行描述的空间，因而使医务人员感觉很受格局的限制。

这说明，病案的结构化并非等于完全采用表格记录的方式，例如：病程记录往往需要进行描述，所需的记录空间要大，表格的限制将使记录受到影响而可能造成资料不全。因而，病案的结构化适用于"既定性信息"的记录，如病案首页等医疗表格。

（三）出院病案排列次序

1. 出院病案一般可分为以下六个部分。

（1）病案首页患者的鉴别资料。

（2）患者住院前的门诊记录。

（3）医疗部分：医师对疾病进行诊断、治疗所做的记录。

（4）检验记录各种检查化验的记录和报告单。

（5）护理记录：护理人员对患者的观察、处置、护理所做的各项记录。

（6）各种证明资料：如手术操作知情同意书、各种证明书等。

2. 住院期间的病案一般按以下顺序排列。

（1）体温单（按日期先后倒排）。

（2）医嘱记录单（按日期先后倒排）。

（3）入院记录、入院病历。

（4）诊断分析及诊疗计划。

（5）病程记录（按日期先后顺排），包括计划治疗内容。遇有手术时，还须填写下列记录单：手术前讨论记录单；麻醉访视记录单；麻醉记录单（按病程记录次序顺排）；手术记录单（按病程记录次序顺排）；手术室护理记录单；手术物品清点单；手术后记录（即手术后病程记录，排在该次手术记录后；如再有手术，应按先后顺序接在后面），出院或死亡记录。

（6）特殊病情及特殊治疗记录单（按日期先后顺排）。

（7）会诊记录单（按会诊日期先后顺排）。

（8）X 线透视及摄片检查报告单（按检查日期先后顺排）。

（9）病理检查报告单（按检查日期先后顺排）。

（10）特殊检查报告单（如心电图、超声、放射性核素、CT、磁共振等，按检验日期先后顺排）。

（11）检验记录单（按页码次序顺排）。

（12）检验报告单（按报告日期顺排，自上而下，浮贴于专用纸左边）。

（13）中医处方记录单。

（14）特别护理记录单（正在进行特别护理时放在特护夹内）。

（15）病案首页。

（16）住院证。

（17）门诊病案。

（18）上次住院病案或其他医院记录。

3. 出院病案的顺序一般按以下排列。

（1）目录页（包括诊断、手术、出入院日期等，一次住院者可以省略，该部分内容由病案科填写）。

（2）住院病案首页。

（3）患者住院前的门诊记录。

（4）入院记录、入院病历包括：患者一般情况、主诉、现病史、既往史、个人史、婚育史、月经史、家族史、体格检查、专科情况、辅助检查、初步诊断、拟诊讨论。

（5）病程记录（均按日期先后排列）包括：首次病程记录、日常病程记录、上级查房记录、疑难病例讨论记录、交接班记录、转科记录、阶段小结、抢救记录、有创诊疗操作记录、会诊记录、术前记录、术前讨论记录、麻醉术前访视记录、麻醉记录、手术记录、手术安全核查记录、手术清点记录、术后首次病程记录、麻醉术后访视记录、出院记录或死亡记录、死亡讨论记录、其他一切有关病程进展的记录。

（6）治疗图表。

（7）治疗计划。

（8）X 线报告。

（9）各种特殊检查报告（心、脑、肾等）。

（10）血尿便痰常规检查登记单。

（11）各种化验汇报。

（12）病理检查汇报。

（13）特别护理记录。

（14）体温脉搏图表。

（15）医嘱单。

（16）新生儿病历。

（17）入院证、病危通知书、领尸单等。

（18）手术操作知情同意书、输血治疗知情同意书、特殊检查和治疗知情同意书。

（19）护士病案（如患者死亡护理记录、液体出入量记录等）。

（20）随诊或追查记录。

（21）来往信件（有关患者治疗情况的材料）、证明书。

（22）尸体病理检查报告。

三、住院病案信息的收集与整理

（一）住院病案信息的基本内容

1. 患者鉴别信息（即患者身份证明资料）

病案必须包括足够的信息用于鉴别患者的病案。如：病案号、患者姓名、性别、出生年月、年龄、民族、国籍、工作单位、家庭住址、籍贯、身份证号码、就诊长号等。

2. 患者的病史信息

记录患者的主诉、现病史、既往病史、个人史及婚育史，以及家族的疾病史。

3. 有关的体格检查信息

记录一些与本次病情有关的身体检查及常规的体格检查情况。通常指：呼吸系统（肺）、循环系统（心脏、血压）、消化系统（肝、脾）、神经系统的叩、听、触、扪的检查记录等。

4. 病程记录

记录患者病情的发生、发展及转归过程。住院患者的病程信息在时间上往往具有连续性和连贯性，门诊病案则只有在患者再次就诊时才有记录，因此其能否连贯记录取决于患者的就诊情况。

5. 诊断及治疗医嘱

包括医师的会诊记录（会诊指当患者在治疗过程中疑有其他科的病情时，请其他科或其他医院的医师共同对该患者的病情做出诊断和治疗的活动过程）、拟诊讨论记录、治疗计划、所施治疗方法的医嘱（医嘱指医师为患者的检查及治疗给予护士的指示记录，医嘱分为口头医嘱、临时医嘱、长期医嘱）。门诊病案的医嘱记录形式与住院病案不同，它只被简单地记录于当日诊疗记录中，不作为病案整理的内容。

6. 患者知情同意书

通常用于住院患者或急诊留诊观察的患者。它包括患者病重、病危通知书（此通知书是下达给患者家属的。为一式两份。患者家属及院方各执一份）；医疗操作、手术同意书（凡进行具有一定危险性或对患者可能造成一定不良影响的操作时，须征得患者或患者家属或授权人的签字同意方能进行）。患者知情同意书具有一定的法律作用。

7. 临床观察记录

是医师及护士对住院患者或急诊留诊观察的患者病情观察的记录。如患者体温单、护理单、特别护理记录等等。

8. 操作及实验室检查报告

如临床所做的腰椎穿刺（抽取脑脊液）、骨穿（骨髓穿刺）、活组织检查、内镜检查等的报告单；各种生化检验如血、尿、便常规报告单；影像学检查如 X 线、CT 扫描、磁共振、超声波检查等报告单；心电图、脑电图、肌电图检查报告单等。

9. 医疗结束时的结论

患者住院期间的医疗结束时，通常要有出院记录，其内容包括最后的诊断、治疗后的结果及治疗的主要过程（内容简明扼要）、对患者出院后的建议等。

10. 病案的特殊标志

不论是住院病案还是门诊病案，有些重要的医疗信息需要使用特殊的标志，以便迅速引起使用者的注意。例如：青霉素过敏、装有心脏起搏器或肾透析的患者等，这些信息应在病案首页以特殊的标志显示出来，如果这些内容出现在病案资料的其他地方，应使用色标以表示这是使用时须注意的特殊和重要的资料。病案管理者在整理病案时，有提醒医师对重要问题或事件等信息的遗漏应及时补充的义务，并按有关规定做出明显的标识。

（二）　出院病案的回收

出院病案能否及时回收，关系到医疗机构各类统计报表的生成、病案数字化储存、临床医师借阅、患者复印资料等工作的顺利进行。国家卫生行政部门要求医疗机构产生的某些信息、数据及时上报。因此出院病案在规定时限内及时收回是非常重要的一项工作。

病案管理人员应在患者出院后的 24 小时之内将所有出院病案全部收回，因此这项工作每天都要进行。收集出院病案可依据各病房出院患者日报表进行核收，但由于某种原因医师未能完成病案记录，导致个别病案不能按时收回。因此对未能按时收回的病案，应有记录。在收取出院病案时应注意收取患者住院前送达病房的门（急）诊或住院病案，以及滞后的检验检查报告单（即患者已经出院这些检验检查报告单才送回到病房或出院处），这样才能保证病案信息资料的完整性。

有些地区和单位将出院病案回收的时间定为患者出院后 3 天或 7 天，有些单位每月月底回收一次，甚至未经病案科收回，病案即从病房被取走，这不是好的工作作风，也是长期困扰病案管理人员的难题。卫生行政部门规定患者出院 24 小时完成出院记录，实际上决定患者出院时医师就应完成出院记录，形成"今日事，今日毕"良好的工作习惯。延迟3 天或 7 天才去完成应于患者出院当日就应完成的工作，延迟数日追补记录，未能建立一个良好的工作秩序，难免出现误差。将患者出院数天的病案共同滞留于病房容易造成资料的混乱、丢失，不利于病案的安全管理，给病案统计工作带来的是多方面影响。有关卫生行政部门统计报表的数据不能及时上报，患者复印病历、医保费用理赔、其他参考查询病案资料均不能及时提供；病案的整理、编码、质量监控、归档都不能按时完成。作为病案管理者要勇于坚持原则，督促医院领导和医务人员按规定于患者出院 24 小时内收回病案。

（三）出院病案的整理

出院病案的整理工作是将各方面的资料收集起来，按照一定的组织系统及要求加以编排整理，在整理过程中进行病案资料质和量的分析，并检查病案内的各个组成部分，以确保资料的完整性、准确性，使病案的组织统一化、内容系统化，便于使用时能较快地找到所需要的资料。

出院病案的整理是一项极细致的工作，不只是单纯的排序、装订。病案管理人员要负责对病案的书写质量做出鉴别分析，促使医务人员提供完整的病案记录。每份住院病案的内容都比较复杂，包含有各种不同的记录，各种疾病的常规检查亦各不相同，患者签署的知情同意则是赋予医师行医的职权，这些记录都是医师对患者实施正确诊疗的依据。有些病案则是今后医疗、教学、科研及法律方面的重要资料，病案管理人员在每日整理分析病案时，必须认真检查各项记录是否完善。根据《病历书写基本规范》要求，每册出院病案其所涉及的项目必须填写完整；每种疾病的常规检查和必要的特殊检查一定要齐全；所有手术操作中切除的组织必须有病理学检查报告；每项记录表单必须有患者的姓名、病案号、日期以及医师签字。这样才能保证病案信息的准确性、完整性，既为患者的继续治疗提供了有效的医疗资料，也能很好地保护患者、医护人员及医疗机构的法律权益。因此对出院病案的整理在质和量上都有较高的要求，这就要求病案管理者具备一定的基础医学和临床医学知识，对正确的病案记录有详细的了解，能够根据病案记录分析病案内容的完整性，并按要求整理出合格的病案。

（四）各种检查、检验报告的管理

1. 检查、检验报告管理的意义

医疗事业的不断发展，使现代医疗工作中各种检查、检验手段成为证实疾病诊断、确定治疗方法不可缺少的辅助医疗工作，其对科研、教学尤有重要意义。现代临床实验室的检查方法日趋完善复杂，其中有许多检查对于寻找病因、病灶的定性、定位、确定诊断及治疗方法具有重大的意义。随着工业和科学的不断发展，医疗仪器设备日益精密复杂，临床医学、科学研究日益广泛地使用各种器械、特殊装置对人体某一系统或器官的机能状态进行检查测定，这对了解病变的部位、范围、性质和程度，疾病的诊断，特别是对一些疾病的早期诊断、预防与治疗都有极大的意义。目前，各种实验检查项目有数千种之多，各种医疗器械检查的功能测定的项目，据不完全统计也有上千项。而这些检查、检验设备并非临床医师一人所能操作，因此每项检查、检验都必须由医师为患者开出申请单，经过实验室为患者检查、检验后，再将结果回报给医师，但大部分结果由于其滞后性而回到病案科后才被归入到病案内。各种检验汇报和特殊检查记录都是病案资料的重要组成部分，也是病案管理中对病案内容质量检查的一项重点，做好了检查、检验回报的管理才能保证病案资料的完整性。如果病案管理人员未把检验检查结果正确地归入病案内会使医师的诊断失去重要的科学依据，影响对患者疾病的处理，尤其是使病案资料的价值受到了很大的损失。因此，对这项工作应进行严密的科学管理。

2. 检查、检验报告管理的任务

（1）负责整理、查找、粘贴各种检查、检验回报单，并将粘贴好报告单的病案归档。

（2）负责错号报告单的查对工作。

（3）保存暂时无法归档的报告单。

3. 检查、检验报告管理的方法

第一，建立签收制度。对一些比较重要的报告单应建立签收制度，加强实验室人员和病案管理人员双方的责任感，减少或杜绝差错。

（1）指定专人负责签收各种检查、检验报告单。

（2）确定需要重点签收的检查、检验报告项目。如：病理检验报告、核医学检查报告等一些特殊检查项目。

（3）做好签收登记：准确清楚地记录签收的检查、检验报告的项目、数量、科别、日期、签收者的姓名。

（4）若患者正在住院期间应及时将检查、检验报告单送至病房。

第二，进行系统的整理。对各种检查、检验报告单的规格要求如下：

（1）与病案记录页纸张大小相等，如心电图、脑电图、病理检查等报告单。

（2）为病案记录页的1/2，如X线透视、超声波检查、骨髓检查等报告单。

（3）为病案记录页的1/4，是使用最多的一种，如化验室的血、尿、便检查报告单。

（4）极少数报告单的纸张大小不一、不合规格，如一些医疗仪器自动打印的结果单，不是过小就是大于病案记录页。对大大小小的检查、检验报告单，每天必须加以整理，使之整齐地贴放在病案内。

第三，整理要求。

（1）在查找病案及贴放装订报告单的过程中，必须逐一核对病案号、患者姓名，防止发生差错。

（2）住院患者的一切检查、检验报告单要按照住院病案整理顺序统一集中贴放、装订。

（3）所有小张化验单粘贴时要注意保持整齐，采用叠瓦式的粘贴，并使每张化验单的上边露出空白以供填写化验项目及结果、日期等，便于医师查找翻阅。

（4）对住院患者的化验单，要求主管医师将检查项目、结果、日期填写在报告单的上方空白处，且阴性结果用蓝色墨水填写，阳性结果用红色墨水注明。

（5）各类报告单一律沿表格用纸的左边粘贴，装订一律以病案的左边、底边为齐。若报告单的纸张过大，在不损伤记录的情况下予以剪贴，以便保持整齐。

4. 检查、检验报告管理的要求

（1）对于每日回收的患者检查、检验报告单，应及时、全部放入病案内并整理粘贴。

（2）粘贴时应按检查日期及病案内容排列顺序贴放。要求不错贴，不订错排列顺序。

（3）如果未查到病案的检查检验报告单，应在当日查对各登记簿及病案示踪记录，查明病案去向。

（4）在查对错号报告单时，要细致分析其错号的原因，可根据患者姓名索引查对并纠正报告单错误的病案号，核对病案记录中是否有此项检查，准确地将报告单归入病案内。

（5）对未能归档的报告单，必须保持按病案号码顺序排好，以备查找。

（6）对无法查对的差错报告单应保存起来按时报送医院领导，并按要求定期统计此类因病案号码或姓名差错而无法归档的报告单的错误率，提供给医院领导参考，便于领导及时掌握情况，便于改进工作。切不可将无法归档的报告单弃之，否则当事人将要承担法律责任。

（7）对于患者的特殊检查、检验报告单要及时归档，防止丢失，稍有疏忽将造成医疗资料的损失，影响患者的继续治疗以及医保患者费用的理赔，甚至造成不必要的医疗纠纷，使患者、医院和医务人员的利益受到损害。

（8）病案管理人员应认识此项工作的重要性。要熟悉业务，具有高度的责任心，与各实验室相互配合，本着对患者及医疗信息负责的态度完成任务。

第二节　病案的信息管理

一、收集

病案资料的收集是病案信息管理工作的第一步，也是基础工作。在这一过程中一定要掌握收集资料的源头。对于门诊病案，资料源头通常始于建卡中心或挂号室。因此，建卡中心和挂号室应当作为病案科的一部分，这有利于工作流程的顺畅。

建卡中心是近年来出现的部门，它的职责是为每一位就诊患者建立一张就诊卡。就诊卡可分为一般磁卡和 IC 卡。IC 卡又可分为接触式和非接触式。就诊卡一般含有患者的身份信息，可以唯一标识患者。就诊卡号一般不是病案号，但应当与病案号建立关联。就诊卡可选择是否存钱，医院各科室之间的业务可以通过就诊卡建立联系，也就是所谓的"一卡通"。

挂号室与病案工作有密切关系。患者挂号后，患者挂号的科别、病案号应立即送到病案科，以便迅速将病案送到相应的临床科室。预约挂号的信息要准确地提交给病案科，不应让患者自己去病案科取病案。

门诊病案的第二个收集信息处是新建病案处。对于每一个需要建立医院病案的患者，这是患者基础个人资料的最佳收集处所，基础个人资料包括：姓名、性别、年龄、身份证号、地址、工作单位和电话等等，这些信息是建立患者姓名索引和病案首页的原始资料。门诊病案的其他资料是医师记录及各种检验报告。由于检验报告一般都是后送到病案科室，因此及时、准确地将这些资料归入相应患者的病案中极为关键，他们是医师对患者执行医疗计划的依据。

对于住院病案，工作流程应始于住院登记。住院登记工作在住院登记处，由于住院登记处涉及财务收费，所以一般归属财务处领导。住院登记处是收集患者身份证明等基本信息的最佳处所之一。这些信息将用于建立患者姓名索引，作为病案首页的原始资料，而且其入院诊断等信息也是今后统计比较的资料。住院病案信息的收集要注意资料的完整性，医师一般比较注重医疗过程及医疗结果，而常常会忽略粘贴甚至丢失记录、化验报告等内容。

无论是门诊还是住院资料的收集，都将涉及病案表格，进入病案的所有医疗表格，都应经过病案表格委员会审核，其最重要的常务工作人员就是病案人员。或者说，所有医疗表格的设计、制定，应通过表格委员会的认可，在印刷之前还必须由病案科审核。表格设计和审核是病案科工作内容之一。

病案资料的收集包括一切与患者个人有关的主诉、病程记录、医疗操作记录、护理记录、检查化验报告、签字文件和随诊信件等等。

二、病理

病案整理是指病案管理人员将收回的纷乱的病案资料进行审核、整理，检查病案资料的完整性，按一定的顺序排列，将小纸张的记录粘贴，形成卷宗，门诊病案的整理主要将记录按日期的先后顺序排放、粘贴。住院病案的整理则分为三种排列方式：其一是一体化病案，即将病案记录完全按日期先后顺序排放；第二种是按资料来源排列的病案；第三种为按问题定向的病案。第一种方法不利于资料的比较，因而现在不再使用；第二种是目前普遍使用的方法；第三种则是应提倡的方法。在发达国家，按问题排列的病案主要用于教学医院中。在我国的社区医疗记录中可见这种管理模式。按问题排列的病案有结构化的特征，适用于教学医院，有利于电子病案的记录。

病案整理过程包括资料的装订，一般是书本式装订（左装订），应避免上装订方式。

三、加工

加工是将资料中的重要内容转换为信息，一般是围绕着目标而设计需要收集的信息内容，手工加工的手段一般是采用索引形式，这种方式的信息深度提炼有一定困难。电子加工手段通常是采用数据库形式。对于数据可以进行统计、分析和比较，还可以提示监测信息。如需要对随访病案的信息进行加工，凡是符合条件的疾病就可以通过计算机的提示进行所需信息的摘录。同样，对于向患者、医师反馈的信息，可以提示信息反馈时间等等。

目前，我国病案信息管理的加工主要是对病案首页内容的加工，几乎所有的医院都将病案首页信息全部录入计算机，其中疾病诊断采用 ICD-10 编码、手术操作采用 ICD-9-CM-3 编码。病案首页内容的加工只是对病案基本信息的提炼，对于随访信息、某些专题研究信息的加工只有个别医疗机构在做，而且加工方法还处于初级阶段。

加工还应包括将病案资料的载体由纸张转化为缩影胶片、光盘甚至录入计算机硬盘。电子病案是未来的发展方向，目前尚未有成功的范例，只是将病案部分电子化而已。目前，由于计算机的广泛普及，医院越来越多的设备是数码设备，使病案电子化的运行提到了议事日程。而历史病案的电子化则主要采用影像扫描方案。由于单纯缩微方法不利于计算机的检索，以及设备的专用性过强，一般医院都不采用，一些已采用缩微保存病案的医院为了使其在网络上运行，则将其转为电子方式。缩微数码方式因其需要双重维护，一般医院也不采用。

四、保管

保管是指病案入库的管理。对病案库的环境有一定的要求，例如：病案库的温度、湿度、防尘、防火、防虫害、防鼠和防光等。

病案保管一定要采用科学的管理方法，如科学的病案排列系统、病案编号系统、病案示踪系统。而且还应当有好的管理制度，如病案借阅规定、防火和防盗措施等。

在病案管理方法中，没有最好的病案管理体系，系统、流程的合理及适用就是最好的。要保障病案及时回收入库，要能说清病案的去向，要随时保证病案处于可用、可及的状态。病案的保管应视各医院的条件、环境、病案流通量诸因素，决定管理体系的采用。较为理想的病案保管体系是：单一编号 + 尾号排列 + 颜色编码 + 条形码。

单一编码可以保证病案的唯一性，可以使医师一次性、不会遗漏地获得患者全部资料。尾号排列可以加快纸质病案的检索、归档速度，最大限度减少病案移架情况，而且可以避免工作区域发生人员拥挤。颜色编码可以减少病案归档的错误率，即使发生错误也可在最短的时间内给予纠正。条形码则可以有效地控制病案去向。

五、质量控制

质量控制是病案科的一项重要工作，它通过查找质量缺陷，分析造成缺陷的原因，最终达到弥补缺陷的目的（提高服务效果、降低成本、增加效益等等）。

病案质量控制包括病案管理质量与病案内容质量管理两部分。病案管理质量控制是指对病案信息管理工作的各个流程进行质量检查、评估，例如：出院病案的回收率、门诊病案的当日回库率、疾病分类编码的准确率等。通常，对病案记录的缺项检查也包括在管理质量控制的范畴；病案内容质量控制主要是通过病案书写质量检查，从格式和医疗合理性等各方面进行监控。监控包括环节质量监控和终末质量监控，它是医疗质量监控的重要手段之一。病案管理质量监控一般由受过病案信息管理专业培训的人员来完成、病案内容质量监控需要有良好医学背景的人员来完成。

在发达国家，早期的医疗质量监控是通过对医师的资格认证、对医师某项医疗准入的授权以及通过同行检查（peer review）方式来实施质量控制。而如今的医疗质量监控是通过对设备及工作方法的标准化来获得保障。因此，现在的医疗质量监控必须采用传统与现代相结合的方法。由于病案在一定程度上反映医疗效果及工作流程、工作效率的情况，因此病案已成为医疗质量监控的资料来源之一。病案质量控制通常采用如下步骤：制定标准、执行标准、检查执行情况和反馈。目前病案的质量控制主要还是终末质量控制，而目标管理、科学的质量控制体系尚未建立，质量控制方法也亟待提高。

六、服务

病案只有使用才能体现其价值。使用病案的人员除医师外，其他医务人员、医院管理人员、律师、患者及家属、医疗保险部门等都需要使用。越是近期建立的病案，使用频率越高；越是有价值的病案（特殊疾病、特殊人员），使用频率越高。保管好病案的目的是更好地利用，因此，病案信息管理人员不得以任何理由来限制病案的合理、合法利用。医疗机构也应当为病案的利用提供人力、物力保障，包括适当的空间和设备。

病案信息作用的具体体现是利用而不是看管。因此，服务是病案信息管理的一个重要环节。服务分为两类：一类为被动性服务，是根据用户需求提供信息或病案，例如：提供门诊、急诊或住院医疗所需要的病案。另一类为主动性服务，例如：主动向医务人员通报所存储的病种信息、管理信息，协助医务人员及医院管理人员设计研究方案，利用专业数据库查询研究数据，以及摘录数据、随诊患者和处理数据等。

近年来，在病案资料的社会性利用方面有了较大的发展，首先是患者流动性大，需要持医疗文件转诊；其次是医保部门审核时，需要患者提供病案复印件。这些使用都获得法律法规允许，病案科应提供服务。

第四章 医院的感染管理

第一节 医院感染概论

一、医院感染概念

（一）基本概念

1. 医院感染的定义

医院内感染也称医院获得性感染或医院感染（HAD）。笼统地说，它是指发生在医院内的一切感染。1997年我国卫生部于组织国内专家根据我国医院感染研究进展，重新修订了医院内感染诊断标准，并于2001年1月2日正式发布。新的诊断标准将医院感染定义为：住院患者在医院内获得的感染，包括在住院期间发生的感染和在医院内获得出院后发生的感染；但不包括入院前已开始或入院时已存在的感染。医院工作人员在医院内获得的感染也属医院内感染。

在医院内感染诊断中首先应明确是医院内感染或非医院内感染，判别的原则如下。下列情况属于医院内感染：一是无明确潜伏期的感染，规定入院48小时后发生的感染为医院感染；有明确潜伏期的感染，自入院时起超过平均潜伏期后发生的感染为医院感染。二是本次感染直接与上次住院有关。三是在原有感染基础上出现其他部位新的感染（除外脓毒血症迁徙灶），或在原感染已知病原体基础上又分离出新的病原体（排除污染和原来的混合污染）的感染。四是新生儿经母体产道时获得的感染。五是由于诊疗措施激活的潜在性感染，如疱疹病毒，结核杆菌等的感染。六是医务人员在医院工作期间获得的感染。

下列情况不属于医院内感染：一是皮肤黏膜开放性伤口只有细菌定植而无炎症表现。二是由于创伤或非生物性因子刺激而产生的炎症表现。三是新生儿经胎盘获得（出生后48小时内发病）的感染，如单独疱疹、弓形虫病、水痘等。四是患者原有的慢性感染在医院内急性发作。

医院内感染按临床诊断报告，力求做出病原学诊断。

2. 医院感染的研究对象

广义地说，医院感染研究的对象是指一切在医院活动过的人群，如住院患者、医院职工、门诊患者、探视者或陪护家属。但由于以上部分人群在医院里逗留的时间短暂，而且感染因素较多，难以确定其感染源是否来自医院。因此，医院感染的研究对象主要应为住院患者和医务人员。

（二）分类

1. 外源性感染

外源性感染通常是指病原体来自患者体外，如其他患者、病原携带者，包括医院工作人员、探视者，以及污染的医疗器械、血液制品、病房用物及环境等的医院感染。这类感染通过现代的消毒、灭菌、隔离和屏障护理、无菌技术等措施的应用，基本上能得到有效的预防和控制。

2. 内源性感染

内源性感染也称自身感染。引起这类感染的微生物来自患者体内或体表的正常菌群或条件致病菌，包括虽从其他患者或周围环境中来的，但已在该患者身上定植的微生物。平时定植的正常菌群对宿主不致病，形成相互依存、相互制约的生态体系。但是，当患者健康状况不佳、抵抗力下降或免疫功能受损，以及有抗生素应用等因素，可导致菌群失调或使原有生态平衡失调，菌群移位（易位），从而引发感染。

针对具有内源性感染危险因素的患者，通常采取以下预防原则：一是避免扰乱和破坏患者的正常防疫机制。二是严格执行合理使用抗生素规定，注意保护正常菌群抗定植的能力，尤其是尽量减少使用广谱抗生素，必要时实施限制使用抗生素制度。三是仔细检查和明确患者的潜在病灶（如龋齿、鼻窦炎、胆囊炎等）及金黄色葡萄球菌，沙门菌等带菌状态，并及时给予适当治疗。四是对感染危险指数高的患者，采取保护性隔离和选择性去污染等措施，控制内源性感染的发生条件。

二、医院感染的分类

医院感染按病原体来源分为内源性感染和外源性感染。

（一）内源性医院感染

1. 寄居部位的改变

例如大肠杆菌离开肠道进入泌尿道或手术时通过切口进入腹腔、血液等。

2. 宿主的局部或全身免疫功能下降

患者如进行扁桃体摘除术后，寄居的甲型链球菌可经血液使原有心瓣膜畸形者引起亚急性细菌性心内膜炎；全身者如应用大剂量肾上腺皮质激素、抗肿瘤药物及放射治疗等，可造成全身免疫功能降低，一些正常菌群可引起自身感染而出现各种疾病，有的甚至导致败血症而死亡。

3. 菌群失调

菌群失调是机体某个部位正常菌群中各菌间的比例发生较大幅度变化，超出正常范围的现象。由此导致的一系列临床表现，称为菌群失调症或菌群交替症。

4. 二重感染

即在抗菌药物治疗原有感染性疾病过程中产生的一种新感染。长期应用广谱抗生素后，体内正常菌群因受到不同致病菌作用而发生平衡上的变化，未被抑制者或外来耐药菌乘机大量繁殖而致二重感染。引起二重感染的细菌以金黄色葡萄球菌、革兰阴性杆菌和白色念珠菌等为多见。临床表现为消化道感染（鹅口疮、肠炎）、肺炎、尿路感染或败血症等。若发生二重感染，除停用原来的抗生素外，对检材培养过程中过多繁殖的菌类须进行药敏试验，以选用合适的药物。同时，要采取扶植正常菌群的措施。

（二）外源性医院感染

1. 患者

大部分外源性感染是通过人与人之间传播而发生的。患者在疾病的潜伏期一直到病后一段恢复期内，都有可能将病原体传播给周围其他人，对患者及早做出诊断并采取治疗隔离措施，是控制和消灭外源性医院感染的一项根本措施。

2. 带菌者

有些健康人可携带某种病原菌但不产生临床症状，也有些传染病患者处于恢复期，但在一定时间内仍可继续排菌。这些健康带菌者和恢复期带菌者是很重要的传染源，因其不出现临床症状，不易被人们察觉，故危害性有时超过患者。脑膜炎球菌、白喉杆菌等可有健康带菌者，伤寒杆菌、痢疾杆菌等可有恢复期带菌者。

3. 工作人员

工作人员不认真执行手消毒规范，消毒、灭菌、隔离、无菌技术操作不严格，可引发医院感染。如吸痰、导尿等无菌技术操作不严格可将病原菌带入患者体内引起肺炎和尿道感染。

目前内源性感染难以有效预防和控制，但可以通过合理使用抗菌药物和免疫抑制类药物降低感染风险的发生。外源性感染通过现代的清洁、消毒、灭菌、隔离、无菌技术等措施的应用，可以有效地预防和控制。

（三）预防医院感染管理的关键

预防医院感染，必须提高医院广大员工对医院感染的认识和自觉性，这是控制医院感染的关键。我国医院感染的预防与控制工作主要包括以下几个方面：一是重视医院感染知识的培训。二是抗菌药物的合理应用。三是消毒灭菌与隔离工作在医院的规范实施。四是减少侵入性操作。

医院感染管理工作是一个多环节的系统工程，它既涉及全院员工的思想素质和业务素质，又涉及全院员工的具体行为，需要每位员工对预防医院感染有较高的认识，有严肃认真的态度、一丝不苟的工作作风，有高尚的医德情操和强烈的事业心与责任感。因此，必须把全院人员的思想教育放在首位，通过教育使每位医务人员真正认识和明确自己在医院感染管理中所处的地位和责任，把行为规范化体现在实际工作中，从而自觉加强医院感染的预防。

三、医院感染的危险因素

（一）高危科室

外科、血液科、ICU、肿瘤科、老干部病房、血液透析室、新生儿病室、母婴病室及各科危重症患者科室是医院感染的高危科室。根据有关医院资料调查分析，以上科室由于患者病情较重，侵入性操作较多，患者自身抵抗力下降、血脑屏障和胎盘屏障功能下降，保护性隔离等措施不到位，再加上患者住院时间较长、抗生素广泛使用耐药菌种的产生而易并发院内感染。容易合并院内感染的有昏迷、瘫痪、心脏病、外伤、烧伤、慢性消耗性疾病，以及孕妇、新生儿、早产儿，再生障碍性贫血、晚期白血病患者等。

（二）住院时间

医院各科病菌集中、空气质量差、探视人员过多、无空气消毒设施且微生物在空气中大量存在，危重症患者住院时间越长，获得医院感染的危险性越大。经研究证实，下呼吸道、外科伤口、胃肠道、泌尿道疾病患者的医院感染率随住院时间延长而增加。住院时间超过10天以上者院内感染率明显增加，因此，要尽量缩短患者住院时间，加速床位周转。

（三）侵入性操作

人体对抗微生物的外部屏障包括皮肤、黏膜及其附属纤毛、腺体以及寄居的正常菌群等。皮肤、黏膜除有机械阻挡作用外，黏膜分泌的黏液、汗腺分泌的乳酸、皮脂腺分泌的脂肪酸，都有杀菌或抑菌作用；唾液、泪液及气管分泌物中存在的溶菌酶、胃液中的胃酸、肠道分泌物中的多种蛋白酶，也都有杀灭微生物的作用。侵入性操作指诊治中使用呼吸机、各种插管、导管及内镜。这些操作常损伤皮肤或黏膜的防御屏障，破坏该组织的自然防御功能，若操作时无菌技术差或消毒灭菌不严，可将微生物带入体内，导致微生物定植并增加患者的易感性，而发生医院感染。插管时间长，多部位插管、插管术后局部护理不到位，吸痰等无菌操作不严，呼吸机、各种插管、导管及内镜消毒不彻底等因素更容易增加医院感染的发病率。如留置导尿患者尿路感染率为9.9%，感染率随留置导尿天数而直线上升，且留置导尿患者菌血症发生率是非导尿患者的5.8倍。

（四）医护人员手卫生的依从性

医护人员的手不可避免会直接接触着患者的身体、皮肤、黏膜乃至分泌物、排泄物、呕吐物、血液、体液等，因而手的污染相当严重，双手存在多种细菌，也可以说医护人员的双手是医院感染的重要传播媒介。有关资料显示，30%的院内感染是通过医护人员的手进行传播，主要原因是医护人员对手卫生的认识不到位，导致洗手不及时或洗手不彻底，在为患者实施治疗护理时将病原微生物带入患者体内。医护人员在为每位患者实施治疗前后及接触患者的污染部位后应及时洗手，但在临床经常见到护士连续为多个患者输液、扫床后才洗手，这些操作是导致院内感染的高危因素。另外医护人员污染的工作服未及时更换也是导致院内感染的原因。

（五）应用类固醇或其他免疫抑制剂

应用免疫抑制剂可改变机体防御状态，增加患者对医院感染的易感性。据调查有7%的患者在住院某段时间接受类固醇或其他免疫制剂治疗，这些患者患医院感染的可能性是未接受该治疗的2.6倍。这些患者患肺炎的危险性增加5.3倍，患菌血症的危险性增加10.3倍，外科切口感染的危险性增加3倍，尿路感染的危险性增加2.7倍。

（六）不合理使用抗生素

抗生素自问世以来，在控制感染性疾病方面起了很大的作用，但随着其应用日益广泛，细菌的耐药问题也愈来愈突出，给感染性疾病的治疗带来困难。20世纪50年代在欧美发生耐甲氧西林的金黄色葡萄球菌（MRSA）感染席卷全球，形成世界性大流行。由于滥用抗生素，细菌对抗菌药的耐药性不断增强，而且出现多重耐药菌株。近年来，细菌的耐药性已成为医院感染预防与控制的一大难题。因此，合理使用抗生素，严格掌握适应症和禁忌症、做药敏试验、针对性用药、足量用药、疗程适当、进行细菌耐药性变化的监测、控制耐药性菌株的形成，是对控制医院感染很重要的措施。

（七）年龄因素

除了以上危险因素外，患者的年龄也是危险因素之一。老年患者（60岁及以上）由于呼吸系统、泌尿系统的功能退化，易发生下呼吸道感染、尿路感染等；2岁及以下幼儿由于身体防御功能未发育成熟，也有较高的医院感染率；肥胖、血清白蛋白水平低及贫血等也增加医院感染的危险。

（八）创伤免疫、代谢与应激反应

严重创伤可导致机体免疫功能严重紊乱，防御功能下降，这是伤后各种并发症，尤其是院内感染的重要原因。严重创伤后，机体发生以高能量消耗和高分解代谢为主要表现的代谢紊乱，主要变化有：创伤后基础代谢率增高，糖原分解加速，脂肪动用加快，蛋白质代谢合成减少、分解增加，呈现明显负氮平衡。严重创伤患者术后如不能进食，采取鼻饲或静脉高营养，营养补充不够，可使患者抵抗力下降，导致院内感染。

（九）消毒灭菌不规范

消毒灭菌不规范也是造成医院感染的重要途径，特别是消毒不严，如对呼吸机、各种插管、导管及内镜消毒时间不够，不能彻底消灭细菌、病毒等，导致院内感染。所以要尽量使用一次性无菌医疗用品并加强管理，坚持做到一人一用，使用后按规定统一回收焚烧处理。一次性医疗用品的普及，不但对患者、对医护人员是一种保护性隔离，同时还减轻了医护员工的工作强度。

四、感染流行因素及控制

（一）医院感染学与传染病学的区别和联系

1. 医院感染学与传染病学的区别

医院感染学是随着医院的出现和发展而形成的实用性学科，也是随着临床医学、预防医学、微生物学和医院管理学的发展而演变出来的新兴边缘学科。医院感染学的根本任务是预防医院感染的发生，降低医院感染的发生率。传染病学的研究范畴包括传染病和寄生虫病，前者是由病原微生物（病毒、立克次体、细菌、螺旋体等）感染人体后产生的具有传染性的疾病；后者是由原虫或蠕虫感染人体后产生的疾病。传染病学是研究传染病和寄生虫病在人体内外环境中发生、发展、传播和防治规律的科学，其重点在于研究这些疾病的发病机制、临床表现、诊断和治疗方法，同时兼顾流行病学和预防措施的研究，以求达到防治结合的目的。可见，医院感染学与传染病学，是目的、对象、方法及着重点均不相同的两个学科。诸多学者对医院感染进行了大量研究的结果，说明了传染病学与医院感染学的区别。

2. 医院感染学与传染病学的联系

医院感染学是涉及微生物学、免疫学、流行病学、临床医学、护理学及管理学等多学科的交叉边缘学科，其与传染病学也必然存在着有机的联系，如引起传染病的常见病原菌，如沙门菌属、志贺菌属、结核杆菌、呼吸道合胞病毒、轮状病毒、流感及副流感病毒、麻疹病毒、水痘病毒及肝炎病毒等微生物也是医院感染的常见病原菌，只不过传染病学着重研究病原微生物在人体内发生、发展、传播的机制、临床表现、诊治方法及预防措施，而医院感染学则着重研究其在医院感染中的作用及其监测、管理与控制等。医院感染学与传染病学发生或流行共性是它们必须同时具备感染源（感染来源）传播途径和易感患者三个基本条件，并在一定的危险因素作用下三个条件联系起来，才能发生医院感染或传染病流行，医院感染流行范围小，传染病容易发生大流行。可见，医院感染学与传染病学存在着相互包容、相互交叉的关系。

（二）影响传染病、医院感染性疾病流行的因素

1. 自然因素

自然环境中的各种因素，包括地理、气象和生态等条件对流行过程的发生和发展起着重要的影响。人类生存在大自然，与动植物形成良好的生物链，互相促进、互相制约。20世纪以来，随着工业发展、都市扩建、人类自觉或不自觉地砍伐森林、开垦农田、捕杀动物、排放污物、滥用抗菌药物和杀虫剂，人类赖以生存的生态环境遭到破坏。大自然对人类的"报复"是天灾和瘟疫。

2. 全球气温的上升

全球平均气温在不断上升，从19世纪上半叶至今，全球大气中二氧化碳含量平均增加了1倍，平均温度增加2℃，对生态系统和人类健康影响增大。全球变暖为昆虫、蚊子提供理想的孳生环境，扩大了热带、亚热带传染病的领域，促进了媒传寄生虫病和病毒性

疾病的传播。

3. 人口流动和都市化生活

随着全球经济、文化和旅游业的高速发展，促进了人口流动，大量的农村人口涌向城市，城市辖区生活设施和管理措施一时难以满足城市人口剧增的需要。相当一部分城市居民特别是外来务工人员居住条件和卫生状况差，娱乐场所人员拥挤，通风不好，消毒措施未落实到位，这是导致传染病家庭聚集的因素。交通发达，人员流动加速了传染病的扩散。另外战乱不断，迫使大量难民流离失所，公共设施如下水道阻塞和供水系统被破坏，造成霍乱、肝炎等消化道传染病流行。

4. 人类吸毒和性乱

随着人类性观念的改变，婚外恋、同性恋、嫖娼、卖淫等行为使我国已杜绝 30 年之久的淋病和梅毒等性病又死灰复燃，且伴随支原体、衣原体的生殖道感染也日趋增多；而且经血液、体液传播的疾病大多能通过胎盘屏障使胎儿获得感染，使这些无辜的小生命遭受病魔的摧残。

5. 不安全注射锐器伤

医生、护士、卫生员在工作中经常被污染的手术刀、剪刀、缝合针、注射器针头等锐器刺伤。

6. 病原体变异

近年来，科学家对病原体的进化有了新的认识，病原体的某些基因水平转移——"拿来"即获得新的基因和新的特征，以适应新的环境；另一方面某些基因和功能丢失——"扔掉"，失去某些可有可无或根本就是多余的基因，使之更适应新的环境，使生命力更强。2002 年肆虐的 SARS 病毒就是冠状病毒变异株，传染性极强。

7. 生物战争

生物战是最残酷，最悲惨的战争类型之一。历史上的生物武器是指用微生物制造疾病，如天花、霍乱、鼠疫和炭疽。现代生物武器也将利用微生物研究成果，利用现代技术提高生物武器的抗药性，修饰其抗原性，或在生物武器之间交换致病性。经过改造的生物武器更难检测诊断和治疗。

（三）中国传染病防治策略

中央政府的领导是推动地方政府工作的关键，中央政府对传染病的重视程度直接决定了地方政府在防病中的反应力度。中央政府采取的主要措施是：一是设定防病目标，实行地方政府问责制，如给予地方政府官员明确的疾病控制目标，并对是否完成目标问责，他们就会优先考虑这一工作任务，并全力推动此项工作。二是中央政府增加对地方政府的防治传染病专项经费，这类经费为地方政府实施防病工作提供保障，同时，也可起到榜样作用，鼓励地方政府增加防疫专项经费。三是采纳技术革新，推动传染病控制最为成功的例子就是新的以网络为平台的传染病疫情报告系统，该系统的运用有利于疫情的报告及患者的随访工作。四是开展试点工作，推动国家防病政策出台这类试点项目，帮助建立适合中国国情的最优方法，包括对国际最佳实践进行调整，使其中国化；通常需要让决策者能够看到某种措施的可行性与有效性。五是重视国际合作，国际合作项目为传染病防治规划的实施提供了资金。更为重要的是，这些国际合作项目用国际最佳实践和管理模式为中国培训了许多卫生专业技术人员。

中国已经采取多种策略用于控制传染病的播散，一些策略的有效性在全球范围得到了证实。这些策略包括；改善饮用水供给与污水排放管理；提高采血安全性；控制老鼠、苍蝇、蚊子、虫媒，以及其他媒介的数量；修订相关的法律法规。这些策略有效降低了水源性、食物源性、血源性、虫媒性传染病及其他传染病的发生。中国还采取了一些特殊的策略，实践证明这些策略在控制传染病方面很有效。传染病已成为当今全球人群的主要健康问题，控制传染病要坚持贯彻预防为主的方针，通过控制传染源，切断传播途径，保护易感人群等措施，可以大幅降低传染病发生的危险性。

第二节 医院感染管理与监测

一、医院感染管理组织构成

（一）医院感染管理组织机构

1. 宏观的医院感染管理三级体系

宏观的医院感染管理三级组织机构为：卫健委医院感染预防与控制专家组，省级医院感染预防与控制专家组，以及医院感染管理委员会。卫生部和省级人民政府行政部门成立的医院感染预防与控制专家组成员由医院感染管理、疾病控制、传染病学、临床检验、流行病学、消毒学、临床药学、护理学等专家组成。

2. 微观的医院感染管理三级体系

微观的医院感染管理三级组织机构为：一级机构医院感染管理委员会，是医院感染监控系统的领导机构，由医院感染管理部门、医务部门、护理部门、临床科室、消毒供应室、手术室、临床检验部门、药事管理部门、设备管理部门、后勤管理部门及其他有关部门的主要负责人组成，主任委员由医院院长或主管医疗工作的副院长担任。二级机构是负责具体工作的职能机构即医院感染管理部门（感染管理科），具体负责医院感染预防与控制方面的管理和业务工作。医院应按每200—250张实际使用床位，配备1名医院感染专职人员；基层医疗机构必须指定专人兼职负责医院感染管理工作。三级机构即各科室的医院感染管理小组，由科室主任、护士长及本科兼职监控医师、监控护士组成。

（二）各级组织与成员职责

1. 卫生部医院感染预防与控制专家组的主要职责

（1）研究起草有关医院感染预防与控制、医院感染诊断的技术型标准和规范。

（2）对全国医院感染预防与控制工作进行业务指导。

（3）对全国医院感染发生状况及危险因素进行调查、分析。

（4）对全国重大医院感染事件进行调查和业务指导。

（5）完成卫生部交办的其他工作。

2. 省级医院感染预防与控制专家组职责

负责指导本地区医院感染预防与控制的技术性工作。

3. 医院感染管理委员会职责

（1）依据政策法规，认真贯彻医院感染管理方面的法律法规及技术规范和标准，制订本医院预防和控制医院感染的规章制度并监督实施。

（2）根据《综合医院建筑标准》有关卫生学标准和预防医院感染的要求，对医院的建筑设计和重点科室建设的基本标准、基本设施和工作流程进行审查并提出建设性意见。

（3）研究并确定医院的医院感染管理工作计划，并对计划的实施进行审定、考核和评价。

（4）研究并确定医院的感染重点部门、重点环节、危险因素以及采取的干预措施，明确各有关部门、人员在预防和控制医院感染工作中的责任。

（5）研究并制订医院发生医院感染暴发及出现不明原因传染性疾病或特殊病原体感染病例等事件时的控制预案。

（6）建立医院感染会议制度，定期审查、研究、协调和解决有关医院感染管理方面的问题。

（7）根据本医院病原体及耐药现状，配合药事管理委员会提出合理使用抗菌药物的指导意见。

（8）妥善处理医院感染管理其他相关事宜，把医院感染可能性降到最低。

4. 医院感染管理部门（医院感染管理科）主要职责

（1）根据国家和本地区卫生行政部门有关医院感染管理的法规、标准，拟订医院感染控制规划、工作计划。

（2）组织制定医院及各科室医院感染管理规章制度，依据不同时期医院感染工作现状，制定新的更为完善的管理制度。

（3）具体组织实施医院感染管理规章制度，对医院感染控制质量进行定时或不定时检查并实施持续改进。

（4）对有关预防和控制医院感染管理规章制度的落实情况进行检查、监督、评价和指导。

（5）对医院感染及其相关危险因素进行监测、分析和反馈，针对问题提出控制措施并指导实施。

（6）对医院感染发生状况进行调查、统计分析，及时向医院感染管理委员会或者医疗机构负责人上报医院感染控制动态，并向全院通报。

（7）定期对医院环境进行卫生消毒、灭菌、隔离、无菌操作技术、医疗废物管理等工作进行监督、监测，及时汇总、分析监测结果，提供指导，发现问题，制定控制措施，并督导实施。

（8）对医院发生的医院感染流行突发事件进行报告和调查分析，提出控制措施并协调、组织有关部门进行处理。

（9）对传染病的医院感染控制工作提供指导。

（10）负责全院各级人员预防和控制医院感染的知识与技能的培训，考核，对医务人员有关医院感染的职业卫生防护工作提供指导。

（11）参与药事管理委员会关于抗感染药物临床应用的管理工作，协助拟定合理用药的规章制度，并参与监督实施。

（12）对消毒药械和一次性使用医疗器械及器具的相关证明进行审核，对其储存、使用及用后处理进行监督。

（13）组织开展医院感染预防与控制方面的科研工作，开展医院感染的专题研究，有条件的省市级医院、医学院校附属医院可建立实验室或研究室。

5. 医务管理部门在医院感染管理工作中应履行的职责

（1）监督、指导医师和医技人员严格执行无菌技术操作规程抗感染药物合理应用、一次性医疗用品的管理等有关医院感染的制度。

（2）发生医院感染暴发或流行趋势时，统筹协调感染管理科及相关科室、部门开展感染调查与控制工作；根据需要进行医师人力调配；组织对患者的治疗和善后处理。

（3）协助组织医师和医技部门人员预防、控制医院感染知识的培训。

6. 护理管理部门在医院感染管理工作中应履行的职责

（1）监督、指导护理人员严格执行无菌技术操作、消毒、灭菌与隔离、一次性使用医疗用品等有关医院感染管理的规章制度。

（2）发生医院感染暴发或流行趋势时，根据需要进行护理人力调配。

（3）协助组织全院护理人员对预防、控制医院感染知识的培训。

7. 总务后勤科在医院感染管理工作中应履行的职责

（1）监督医院的卫生管理，符合《中华人民共和国食品卫生法》要求。

（2）负责组织污水的处理、排放工作，符合国家"污水排放标准"要求。

（3）负责组织医院废弃物的收集、运送及无害化处理工作。

8. 药剂科在医院感染管理工作中应履行的职责

（1）及时为临床提供抗感染药物的信息。

（2）督促临床人员严格执行抗感染药物应用的管理制度和应用原则。

（3）负责本院抗感染药物的应用管理，定期总结、分析应用情况。

9. 检验科在医院感染管理工作中应履行的职责

（1）开展医院感染病原微生物的培养、分离鉴定、药敏试验及特殊病原体的耐药性监测，定期总结、分析，向有关部门反馈，并向全院公布。

（2）负责医院感染常规微生物学监测。

（3）发生医院感染暴发流行时，承担相关检测工作。

10. 科室感染管理小组职责

（1）负责本科室医院感染管理的各项工作，根据本科室医院感染的特点制定管理制度并组织实施。

（2）对医院感染病例及感染环节进行监测，采取有效措施降低本科室医院感染发病率。

（3）有医院感染流行趋势时及时报告医院感染管理科，并积极协助调查。

（4）监督本科室人员严格执行无菌操作技术规程，消毒隔离制度。

（5）监督检查本科室抗感染药物使用情况。

（6）做好对医务人员、食堂工作人员、陪护者、探视者的卫生管理。

（7）组织本科室预防、控制医院感染知识的培训。

11. 医务人员在医院感染管理中应履行的职责

（1）严格执行无菌技术操作规程等医院感染管理的各项规章制度。

（2）掌握抗感染药物临床合理应用原则，做到合理使用。

（3）掌握医院感染诊断标准。

（4）掌握自我防护知识，正确进行各项技术操作，预防锐器刺伤。

（5）参加预防、控制医院感染知识的培训。

（6）发现医院感染病例及时送病原学检验及药敏试验，查找感染源、感染途径，控制蔓延，积极治疗患者，如实填表报告。

（7）发现有医院感染流行趋势时，及时报告感染管理科，并协助调查。

（8）发现法定传染病，应根据《中华人民共和国传染病防治法》的规定填写传染病报告卡并在规定时间内上报。

二、医院感染的监测

（一）定义

1. 医院感染监测

医院感染监测是指长期、系统、连续地收集、分析医院感染在一定人群中的发生、分布及其影响因素，并将监测结果报送和反馈给有关部门和科室，及时采取防治对策和措施；为医院感染的预防、控制和管理提供科学依据。

2. 医院感染

鉴于暴露源或获得感染的地点很难确定，建议用"医疗相关感染"（HAI）替代医院感染这一术语。对无明确潜伏期的感染，规定入院48小时后发生的感染为医院感染；有明确潜伏期的感染，自入院时起超过平均潜伏期后发生的感染为医院感染。

3. 医院感染流行

医院感染流行是指某医院、某科室医院感染发病率显著超过历年散发发病率。

4. 医院感染暴发

医院感染暴发是指在医疗机构或其科室的患者中，短时间出现3例或以上的同种同源感染病例的现象。

5. 医院感染现患率

医院感染现患率是指在一定时期内，处于一定危险人群中实际感染病例（包括以往发病至调查时尚未痊愈的旧病例）的百分率。

6. 患者日医院感染发病率

患者日医院感染发病率是一种累计暴露时间内的发病密度，指单位住院时间内住院患者新发医院感染的频率，单位住院时间通常用 1 000 个患者住院日表示。

（二）医院感染监测类型

医院感染监测类型分为全面综合性监测和目标性监测。

1. 全面综合性监测

连续不断地对所有临床科室的全部住院患者和医务人员进行医院感染及其有关危险因素的监测。医院感染监测规范明确规定，关于全院综合性医院感染发病率监测，新建医院或未开展过医院感染监测的医院应先开展全面综合性医院感染监测，至少开展 2 年。建立可信的医院感染发病率基线和培养医务人员积极参与医院感染监测的意识。

2. 目标性监测

针对高危人群、高发感染部位等开展的医院感染及其危险因素的监测，如重症监护病房医院感染监测、新生儿病房医院感染监测、手术部位感染监测、抗菌药物临床应用与细菌耐药性监测等。同样是指针对住院患者、临床科室医院感染监测，不同的是缩小了监测范围，集中了有限的资源，针对高危人群、高发感染部位、重点部门和重点环节等开展的医院感染及其危险因素的监测。

（1）轮转监测（周期性监测）

将全院各科室进行统筹规划，有计划、周期性地选定监测科室进行目标性监测。

（2）从优监测

按照医院感染需要解决的问题，结合医院感染成本效益等原则，优先选择监测目标。如手术部位感染，延长住院时间，额外需要的费用明显增高，因此应优先选择监测，通过实施有效的干预措施可明显降低感染率，节省医疗费用。

（三）医院感染监测要点

第一，医院感染监测不是短期的、非系统的、断续的，而是长期的、系统的、连续的，只有这样才能确保收集资料的完整性和系统性。

第二，医院感染监测包括收集、分析、解释医院感染在人群中的发生、分布和影响因素，而不能停留在单纯的收集资料，也不能只停留在收集资料和汇总分析资料的阶段，还要为这些监测结果寻求合理的解释，说明医院感染在人群中的发生、发展、分布和哪些因素对其有影响，影响有多大。

第三，不是为监测结果而监测，而是要充分利用监测结果，将监测结果总结后报送和反馈给有关部门，并利用监测结果制订控制方案，减少导致医院感染的危险因素，进一步预防医院感染，为医院感染的防控提供科学依据，再次通过监测评价已制订实施的预防和控制措施的效果，持续医院感染管理质量改进。

第四，目标性监测理念的改变，由关注"结果"的监测转向"过程"的监测。如由医院感染发病率监测逐渐转向医院感染的预防措施实施依从性监测（如 3 种导管使用过程中）；由医务人员手指带菌数量监测转向医务人员手卫生依从性监测；从手术部位感染的发病率监测转向预防外科伤口感染（SSI）措施的实施情况的监测，如清洁手术术前 0.5—2 小时预防用抗菌药物、备皮方法等；常规的环境微生物学监测转向医院环境清洁的监测。

第五，环境卫生学监测新理念，停止常规的环境卫生学监测。那么在什么情况下应该进行环境卫生学监测？那就是经流行病学调查，怀疑感染的病原体与环境有关时进行监测；进行科学研究时监测；当改变清洁措施进行质量控制时进行监测。

（四）医院感染监测内容

1. 医院感染发病率的监测

医院感染发病率是指在一定时期里，处在一定危险人群中（通常为住院患者）新发感染病例的频率，是医院感染监测最重要的内容。通过医院感染发病率的监测，可掌握医院整体发病水平，预测医院感染的流行趋势，防止医院感染暴发的出现。在医院感染发病率监测中，感染患者有时会在住院期间发生多次或多部位的感染，使发病率有两种计算和表示方法，即感染病例发病率和感染例次发病率。感染例次发病率常高于感染病例发病率。

2. 医院感染危险因素的监测

医院感染危险因素的监测主要包括手术、全麻、侵入性操作、意识障碍、化疗、放疗、免疫抑制剂，抗菌药物应用等的监测。

3. 消毒灭菌效果监测

消毒灭菌效果监测是控制医院感染的关键性问题，包括的内容主要有：一是对消毒灭菌物品定期进行消毒灭菌效果监测。二是对使用中消毒剂、灭菌剂定期进行化学和生物监测。三是对消毒灭菌设备定期进行工艺，物理、化学和生物监测。四是对血液净化系统定期进行微生物学监测。五是当有医院感染流行或暴发时，对相关环节进行微生物学监测和分子流行病学调查。

4. 环境卫生学监测

骨髓移植病房、血液病房、血液净化病房等。监测的主要内容有空气，物体表面，医护人员的手、餐饮厨具、食品及医用废物和污水处理程序的检测。在医院感染流行时，对怀疑与医院环境卫生学因素有关的方面进行及时监测。

5. 抗菌药物使用情况监测

抗菌药物使用情况的监测标准，目前尚无具体统一的方案。根据我国各医院已开展的工作，从宏观监测角度，主要有以下内容：各医院、各科室的抗菌药物使用率；是否符合抗菌药物应用的适应证；感染患者病原学检查率及药敏指导抗菌药物使用的比例；预防用药的比例及合理使用情况；联合用药的配伍及合理使用情况；抗菌药物给药途径和方法是否正确；抗菌药物应用不良反应的监测；各医院使用率最高的前 5 种抗菌药物；对严重感染患者开展抗菌药物药代动力学监测；合理与不合理应用抗菌药物的比例。

6. 医院感染病原微生物的监测

医院感染病原微生物的监测是控制医院感染必不可少的重要环节。病原微生物监测除了定期分析医院、重点科室（ICU、产房、新生儿病房、儿科、移植病房、血液病房、肿瘤病房等）病原微生物的变化情况，临床感染细菌对抗菌药物的耐药情况外，重点要监测容易引起流行，暴发或危害性大、不易控制并具有流行病学价值的特殊病原体和新的病原体。即加强对肝炎病毒、艾滋病病毒、柯萨奇病毒、非典型分枝杆菌及多重耐药的耐甲氧西林金黄色葡萄球菌（MRSA）、耐甲氧西林表皮葡萄球菌（MRSE）、耐万古霉素肠球菌（VRE）等的监测，尤其要注意对 MRSA 的监测。

（五）医院感染监测方法

1. 主动监测

主动监测是由医院感染专职人员主动去病房发现医院感染病例及相关事件。这种监测方法能及时、及早地发现问题，如医院感染的聚集性发生或暴发流行，调查方法与标准一致，得出的资料可靠，可比性强，意义大；其缺点是需要较多的人力、物力和时间。

2. 被动监测

被动监测是由病房的医护人员而非医院感染专职人员去发现和报告医院感染病例和相关事件。这种监测方法的优点是需要较少的医院感染专职人员；缺点是由于医护人员对医院感染诊断标准掌握不准，常导致大量漏报，所得资料可比性差，且不能及时发现医院感染的聚集性发生或暴发流行。

三、医院感染病例监测

(一) 医院感染监测程序

1. 制订医院感染监测计划，明确监测目标

首先应制订和完善详细的、具有可操作性的医院感染监测计划，明确医院各主管部门和医务人员职责（很重要）。计划应包含监测项目、数据的收集、整理分析及原始记录、监测信息反馈等可行性的行动方案。计划是保证医院感染监测顺利实施的关键。

2. 发挥监测网络成员的作用

利用各种机会进行宣传、培养临床参与医院感染监测的意识，让他们掌握和理解医院感染的定义和监测技术。

3. 标准统一，监测系统规范

有效的评估必须基于标准化的定义和监测系统。通过标准化方法对数据进行采集、分析和说明，从而提供高质量、可比较的数据来增加监测的价值。诊疗操作流程的标准化也是很关键的环节，使收集的数据准确。如手术部位感染监测，应有统一标准的切口分泌物采集送检流程，提高诊断的准确性，使监测效率、监测数据具有重要的信息和意义，而不只是一个数据。

4. 确认监测的目标人群

目标性监测的选择，根据医院感染综合性监测情况，可重点选定重点区域，如 ICU；重点患者或特定的感染部位，如手术部位感染监测，导管相关血流感染监测；高危人群，如移植患者；特殊治疗患者，如透析患者等。

5. 人员的培训与沟通

每开展一项目标性监测，应对参与项目监测科室的医护人员进行培训，正确掌握感染的诊断标准，以及正确采集标本的方法及流程。将医院感染监测方案及标准操作流程等资料进行广泛宣传教育，以利于监测工作顺利进行，收集的信息准确真实、数据可靠。最重要的是，医院感染管理专职人员要做到脑勤、腿勤、手勤、口勤，经常深入临床一线帮助临床发现问题、分析问题，提供解决问题的方法，应牢牢记住，医院感染专职人员是临床的合作伙伴！

监测的目的绝对不是仅得出感染率，必须关注诊疗全过程，通过监测普及医院感染知识。真实可靠的医院感染率，会使全院医务人员都关注医院感染的预防与控制，规范执行医院感染的预防措施。

（二）医院感染监测方法

1. 前瞻性监测

医院感染病例前瞻性监测是通过实时收集感染发生的资料，研究其中的一种或多种危险因素与感染或患者死亡的关联，有动态观察特点，避免了回顾性调查容易遗忘、疏漏某些重要信息的缺点，保证收集信息的及时性、完整性和准确性，以便及时采取控制措施。前瞻性监测是主动的，患者入院后即处在医院感染专职（兼职）人员的监测下，这样调查的结果比较准确，可以随时了解其医院感染的危险因素、感染的发生及流行病学特征及实施干预措施。适用于对重点部门、重点部位、重点人群进行医院感染监测，如手术部位感染监测、ICU 监测等。

2. 回顾性调查

回顾性调查是指患者出院后对其住院病历进行查阅，了解其是否发生感染及感染的因素，对发生医院感染的病例进行登记并统计分析。该调查全依赖住院病历记录，处于被动地位，信息滞后且监测资料的准确性依赖于医生的病历记录全面与否，不能及时发现医院感染也不能及时监测医院感染的暴发流行，数据的准确性不够，给感染的预防控制带来困难。回顾性调查适用于对医院感染历史事件的调查，而不宜用于医院感染预防。因此，医院感染监测规范推荐采用前瞻性调查，不推荐回顾性调查方法。

（三）医院感染发病率监测

1. 监测人群

住院患者（监测手术部位感染发病率时可包括出院后一定时期内的患者）和医务人员是医院感染监测的重要内容。通过医院感染发病率的监测，可掌握医院整体发病水平，预测医院感染的流行趋势，防止医院感染暴发的出现。

2. 监测方法

采用主动监测（前瞻性监测），感染控制专职人员主动、持续地对被监测人群的医院感染发生情况进行跟踪观察与记录；医院各科室建立医院感染报告制度，临床医生及时报告医院感染病例；专职人员定期去微生物室和临床了解患者医院感染的发生情况。医院感染资料包括患者的临床症状、体征和实验室检查结果等基础信息。

3. 资料来源

（1）微生物室的检验结果报告

这是很重要的资料，医院感染控制人员应与微生物实验室建立良好的合作关系，并要求实验室及时主动地报告检验结果。此外，医院感染专职人员应定期（最好每天或者隔天）去微生物室获取微生物检验报告。需要注意的是，单凭微生物检验结果不足以确定是否为医院感染，因为有时可能是标本污染所致，应根据临床表现结合细菌培养结果来综合判断。

（2）感控人员查房

主管医生主动报告感染病历及医院感染监测系统提示感染的患者，医院感染专职人员每天去各病区巡查，与医生、护士交流了解是否有新的医院感染病例发生，重点查看发热患者、使用抗菌药物患者、隔离患者、抵抗力低下患者以及进行侵入性操作的患者。

第五章 医院的医保管理

第一节 医疗保险基金的筹集与管理

一、医疗保险基金筹集概述

（一）医疗保险基金的含义

医疗保险基金是指通过法律规定或以合商约定的方式，由参加医疗保险的用人单位或个人按照规定的基数、比例或者约定的额度，缴纳一定数量的医疗保险费从而归集形成的货币资金。医疗保险基金由医疗保险经办机构实施管理，用于偿付法律规定的或保险合同约定的被保险人因疾病或伤害等产生的医疗费用损失。

医疗保险基金按照医疗保险的形式可分为商业医疗保险基金和社会医疗保险基金，本书侧重讲述的是社会医疗保险基金。社会医疗保险基金是不以营利为目的的，它的筹集、支出和管理都带有法定性、强制性，基金运行的结余、利息等收入仍归属于基金范畴，社会医疗保险行政管理、经办服务机构的工作经费由政府财政予以保障，任何单位或个人均不得挤占、挪用医疗保险基金。

（二）医疗保险基金构成

1. 社会统筹基金

社会统筹基金是指由医疗保险管理机构统一筹集、支配的，用于偿付被保险人遭遇疾病风险时住院、长期门诊治疗时产生的医疗费用损失的医疗保险基金，其具体的支付范围与所采取的医疗保险模式有关。

目前我国实行城镇职工基本医疗保险、城镇居民基本医疗保险和新型农村合作医疗制度（以下简称"新农合"），社会统筹基金主要用于支付住院和特殊病、慢性病的门诊医疗费用，城镇居民医疗保险和新农合的统筹基金还可按规定支付部分普通门诊医疗费用、生育医疗费用，新农合还可按规定支付一定的体检费用。其支付标准由各统筹地区根据当地实际情况确定。

2. 个人账户基金

个人账户基金的主要来源是个人缴纳的医疗保险费、用人单位缴纳的部分社会医疗保险费和个人账户基金的利息收入，有的还包括用人单位为个人缴纳的个人账户的铺底启动资金。

我国城镇职工基本医疗保险筹集的基金中，个人账户基金一般由两部分组成：一是个人按本人工资2%全部缴纳费用，二是用人单位按本单位职工工资总额的6%缴纳费用，其中30%左右的费用按人头划归个人账户。在具体实施过程中，个人账户基金的划入比例由各统筹地区根据当地的实际情况确定。个人账户基金主要用于支付参保职工的门诊医疗费用和住院医疗费用中由个人支付的部分。

城镇居民基本医疗保险未设立个人账户。新农合实行初期，为调动广大农民的参合积极性，部分地区设立了家庭账户，账户基金主要来源于参合家庭缴纳的参合费用，各级财政补助资金不划入家庭账户。

3. 储备金

医疗保险的储备金主要是指用于偶然突发性的传染病、流行病等超常风险以及医疗保险基金出现赤字时的调节基金。储备金的提取比例可以根据医疗保险的参保规模和保险系统历年出现的风险情况确定，一般为历年出现的赤字费用与参保人数总和之间的比值再加上5%的安全系数。

4. 管理费

管理费是指用于医疗保险业务管理方面的费用，是为了保证医疗保险事业正常运行的必要费用。管理费用的高低主要取决于采用的保险模式和管理手段等。一般来说，可根据上年的实际管理费用估算本年度的管理费用，考虑因素主要有下年度物价上涨指数加上一定的安全系数。我国目前基本医疗保险的经办机构大多数是财政全额预算管理单位，一般来说，理论上管理费用提取比例为保险费的2%—5%，最高可达8%。对于基本医疗保险的管理费用，我国目前都由国家财政支付，而不是从基本医疗保险基金中直接提取。

二、医疗保险基金筹集依据和渠道

（一）医疗保险基金筹集依据

医疗保险基金筹集是医疗保险制度顺利运行的重要保证。在医疗保险基金筹集中主要涉及医疗保险基金筹集的比例和基数两个因素。

1. 医疗保险基金筹集比例

科学合理地确定医疗保险基金的筹资比例是医疗保险的重要工作。医疗保险基金的筹资比例的确定与经济发展水平、社会制度、人口结构、医疗消费水平、个人收入水平、人群发病率等诸多因素密切相关，它主要包括用人单位筹资比例的确定和个人缴费率的确定。一般情况下，医疗保险基金筹集比例相对比较稳定，在其他因素保持不变的情况下，筹资比例增长的幅度与医疗保险基金额增长的幅度是相同的，它是在收集所在统筹地区医疗费用支出的资料和参照实际的医疗消费水平基础上测算出来的。

2. 医疗保险基金筹集基数

医疗保险基金的筹集一般以参保者的收入状况和实际发生的医疗费用为依据。对于有稳定收入的职工群体，医疗保险基金的筹集基数一般以职工的实际工资总额为依据来确定；对于没有固定收入的参保者，如普通居民、在校学生和儿童等，一般是按本地区在岗职工平均工资的一定比例来缴纳医疗保险费；对于低收入、失业、残疾等特殊困难群体及退休人员等可免除缴费义务或政府给予缴费补助。

我国城镇职工基本医疗保险基金的筹集，用人单位缴纳的医疗保险费一般是以上年度本单位职工工资总额为基数来计算缴费；城镇居民基本医疗保险和新农合的缴费和补助标准由各省市、自治区人民政府规定，实行家庭缴费和政府补助相结合的缴费方式。

（二）医疗保险基金筹集渠道

1. 用人单位缴费

用人单位缴费是指用人单位按照本单位职工工资总额的一定比例为职工缴纳的医疗保险费。用人单位有责任为职工缴纳保险费，这部分费用属于劳动力再生产费用的一部分，用人单位缴费一般列入企业生产成本或营业外支出。

2. 政府财政补贴

政府作为医疗保险制度运行管理的责任主体，政府财政补贴是医疗保险基金筹集的重要渠道，其补助的标准取决于国家的经济发展水平、社会制度、医疗制度和福利政策等因素。在我国，政府在医疗保险基金筹集中的财政补贴主要体现在以下几个方面：一是为国家机关、财政拨款事业单位的工作人员缴纳基本医疗保险费并给予医疗补助；二是对职工基本医疗保险费给予税收优惠政策；三是对参加城镇居民基本医疗保险和新型农村合作医疗的参保者给予财政补贴，对困难群体的个人缴费给予全额或部分补助；四是特殊情况下对医疗保险基金进行补助等。

3. 个人缴费

个人缴费一般采取按比例缴费或定额缴费两种方式，个人缴费是医疗保险基金的重要组成部分。实行个人缴费不仅可以充实医疗保险基金、提高医疗保险待遇水平、减轻国家和企业的负担，还可以增强参保者的医疗控费意识，有利于遏止卫生资源浪费。不同国家的个人缴费比例和方式也是不同的，我国城镇职工基本医疗保险中，个人缴费比例占本人工资收入的2%。城镇居民基本医疗保险和新型农村合作医疗制度规定，个人采取定额缴费方式，定额标准依据经济社会发展而相应调整。

4. 基金利息及投资收益

基金利息主要包括：一是医疗保险基金存入财政专户取得的存款利息收入；二是医疗保险基金存入医疗保险机构在银行开设的"医疗保险基金收入账户"和"医疗保险基金支出账户"所取得的利息收入；三是医疗保险基金购买国债所取得的收益。

投资收益主要是指由于医疗保险基金收支的时间差和数量差这一特点，如果医疗保险基金额大，可以在控制风险的前提下，有条件、有限度、有步骤地对医疗保险基金进行投资，以实现保值增值的目的，其所产生的投资收益应归入医疗保险基金。长期以来，国内对医疗保险基金的运营持保守态度，我国现行的医疗保险基金只能存入财政专户或购买国债。我国医疗保险基金投资首先考虑安全性原则，但是效益性原则却没有做到。

5. 其他

（1）医疗保险管理机构罚没的滞纳金

对于没有按时足额缴纳医疗保险费的单位和个人，按照《中华人民共和国社会保险法》、医疗保险基金征缴有关规定，医疗保险经办机构有权对其进行处罚，罚没的滞纳金应归入医疗保险基金。

（2）社会无偿捐赠

除上述基金筹集渠道外，随着经济社会和慈善事业的不断发展，社会公众的通过慈善捐助回报社会的意识不断增强，一些社会团体和个人对医疗保险机构的无偿捐赠也成为医疗保险基金的重要来源之一。在部分基础条件较好的地区，部分村民、居民集体资产的收益也用于代缴个人医疗保险费，成为医疗保险基金的组成部分。

三、我国医疗保险基金的筹集

（一）城镇职工基本医疗保险基金的筹集

1. 缴费主体

城镇职工基本医疗保险缴费主体是用人单位和职工，包括各类机关、企事业单位、社会团体、民办非企业等单位及其职工。乡镇企业及其职工、城镇个体经济组织业主及其从业人员是否参加基本医疗保险，由各省、自治区、直辖市人民政府决定。

2. 缴费标准

城镇职工基本医疗保险缴费标准为缴费基数与缴费比例的乘积。用人单位以上年度单位职工工资总额作为缴费基数，缴费费率一般控制在职工工资总额的 6% 左右；职工个人以本人工资收入作为缴费基数，缴费费率一般为本人工资收入的 2% 左右，职工个人缴纳的基本医疗保险费由用人单位代为扣缴，达到规定缴费年限的退休人员个人不缴纳基本医疗保险费。

3. 统筹层次

由于我国各地区之间经济发展、医疗消费水平和历史背景等存在差异，城镇职工基本医疗保险原则上以地级以上行政区（包括地、市、州、盟）为统筹单位，运行初期也可以县（市）为统筹单位。目前，全国范围内已基本实现市级统筹，部分省（自治区、直辖市）实现省级统筹。

（二）城镇居民基本医疗保险基金的筹集

1. 缴费主体

城镇居民基本医疗保险的缴费主体为不属于城镇职工基本医疗保险制度覆盖范围非从业城镇居民，包括城镇中小学阶段在校学生、少年儿童、老年人等。

2. 缴费标准

城镇居民基本医疗保险实际的缴费标准，由各地根据当地的经济发展水平，并考虑居民家庭收入情况合理确定，确定方式主要有三种：一是按当地上年度全社会在岗职工平均工资的一定比例缴纳；二是按当地上年度城镇居民人均可支配收入的一定比例缴纳；三是按人头定额缴纳。前两种主要用于确定老年居民和其他非从业城镇居民缴费标准，未成年人的缴费标准基本都是按人头定额缴纳，且缴费额度较低。

城镇居民基本医疗保险的筹资原则是"家庭缴费为主，政府给予适当补助"。城镇居民基本医疗保险缴费由个人（家庭）和财政共同负担，其中低保对象、重度残疾人和低收入家庭老年人等困难群体的个人缴费以财政补助为主。

3. 统筹层次

城镇居民基本医疗保险的统筹层次一般与城镇职工基本医疗保险保持一致，基本实现以地市为单位进行统筹。

（三）新农合基金的筹集

1. 缴费主体

新型农村合作医疗以家庭为单位自愿参加，实行家庭及个人缴费为主、集体扶持和政府资助相结合的筹资机制。中央和地方政府各级财政对参合农民也给予补助，有条件的乡村集体经济组织对本地参合农民给予适当资助。此外，政府鼓励社会团体和个人通过慈善捐助新型农村合作医疗制度。

2. 缴费标准

根据国家有关政策规定，起步阶段，新型农村合作医疗中农民个人年均缴费标准不低于 10 元，经济条件好的地区相应提高缴费标准。随着我国经济社会的发展，各级财政收入和农民人均可支配收入不断提高，新型农村合作医疗基金的筹集标准也不断提高。

3. 统筹层次

新型农村合作医疗一般以县（市）为单位进行统筹，条件不具备的地方以乡（镇）单位进行统筹再逐步过渡到县（市）统筹；经济条件发达的地方，探索实现城乡居民基本医疗保险制度并轨。

（四）其他保险基金的筹集

1. 生育保险基金的筹集

生育保险基金的筹集包括筹集主体、缴费标准、基金统筹层次等，主要用于参保者的生育医疗费用支出和生育休假期间的收入损失补偿。

（1）缴费主体

生育保险基金的缴费主体是用人单位，包括国家机关、企业事业单位、社会团体、民办非企业单位、有雇工的个体工商户等。职工个人不缴费生育保险费。

（2）缴费标准

用人单位缴纳生育保险费的数额为本单位上一年度职工月平均工资总额乘以本单位生育保险费费率之积。国家机关、全额拨款事业单位费率在 0.4%；企业的费率在 0.8%—1%之间，企业具体费率由各统筹地区人民政府确定；其他用人单位可选择上述某一种费率。用人单位按月足额缴纳生育保险费。

（3）统筹层次

生育保险按照属地原则进行管理。生育保险基金的统筹层次与基本医疗保险基金的统筹层次保持一致，实行生育保险基金的统一筹集、使用和管理。考虑到各地生育保险制度改革的进展情况，在生育保险制度改革的初期阶段，实行市（地）或县级范围统筹。随着经济社会的发展，生育保险在经济发达地区在实现市级统筹的基础上过渡到省级统筹。

2. 工伤保险基金的筹集

工伤保险基金的筹集包括缴费主体、缴费标准和基金统筹层次等。工伤保险基金主要用于参保者因公负伤或职业病医疗费用支出和伤残期间的收入损失补偿。

（1）缴费主体

工伤保险基金由用人单位缴纳的工伤保险费、工伤保险基金的利息和依法纳入工伤保险基金的其他资金构成，职工个人不承担缴费义务。

（2）缴费标准

工伤保险费根据以支定收、收支平衡的原则筹集。国家根据不同行业的工伤风险程度确定行业的差别费率，并根据工伤保险费使用、工伤发生率等情况在每个行业内确定若干费率档次。用人单位缴纳工伤保险费的数额为本单位职工工资总额乘以单位缴费费率之积。

（3）统筹层次

工伤保险基金正在逐步实行省级统筹。跨地区、生产流动性较大的行业，可以采取相对集中的方式异地参加统筹地区的工伤保险。具体办法由国务院社会保险行政部门会同有关行业的主管部门制定。

四、基本医疗保险基金的监管

（一）基本医疗保险基金的管理

1. 管理的目的

基本医疗保险基金的管理，是指医疗保险管理部门根据国家关于基本医疗保险的法律法规、政策制度，按照医疗保险基金运行的客观规律，对医疗保险基金的筹集、支付、使用和管理等进行预算、组织、协调、控制、监督等工作的总称，是整个医疗保险管理工作的重要组成部分。

医疗保险基金是医疗保险制度依存和运作的物质基础，更是广大参保者的"保命钱"。因此，医疗保险基金管理对于保障参保者的基本医疗权益、确保医疗保险基金安全高效运作、促进医疗保险制度稳定运行和经济社会可持续发展都具有十分重要的意义。

2. 管理的原则

（1）依法集中原则

基本医疗保险是国家通过立法强制推行的一种社会保障制度，医疗保险经办机构是执行医疗保险政策、依法独立行使职能、保持医疗保险基金正常运行的法人机构。医疗保险经办机构依据国家相关政策法规统一规定的缴费标准、给付标准、征缴医疗保险费并支出医疗保险基金，对医疗保险基金进行分别列账、依法严格管理，确保医疗保险基金安全。

政府的社会保障部门主要是制定医疗保险相关政策法规，对医疗保险事业进行规划、调控和监督等；医疗保险经办机构负责执行医疗保险政策，维护医疗保险基金正常运行；财政部门负责建立医疗基金专账，遵循医疗保险基金财务管理要求，保证基金安全，同时配合其他部门进行账目的核对等工作。各个部门应相互协调、配合，各行其责，保证基金安全。

（2）专款专用原则

医疗保险基金实行专款专用，任何单位和个人均不得挤占、挪用。按照医疗保险基金财务管理和核算制度的规定，医疗保险基金收支分开，实行两条线管理。基金的银行账户应设立收入户和支出户，两个账户应分开管理，分别做账，实现专款专用，专户存储。医疗保险经办机构内部设立基金征缴部门，负责基金的征收，设立支出部门，负责医疗费用的审核支付。

（3）以收定支原则

收支平衡是医疗保险基金管理的首要原则，对医疗保险基金的管理要求是以收定支、收支平衡、略有结余。医疗保险方案要根据基金筹资额度和历年基金支出规模进行合理设计，既要避免基金结余过多，使参保者的医疗待遇下降，又要防止超支过多，带来基金风险。我国目前医疗保险制度主体是"统账结合"模式，因此统筹基金的收支平衡是医疗保险基金管理的重点，只有收支平衡，才能保证医疗保险制度稳定运行。

（4）效率原则

效率原则即有限的医疗保险基金发挥最大的效益。一方面，由于医疗消费的弹性、医疗技术的垄断性，以及参保者医疗需求的无限性，容易导致过度医疗服务和医疗欺诈行为。另一方面，随着医疗保险基金总额的增加，在保证基金安全的前提下，要开展基金的运营管理，保证医疗保险基金保值增值，这也是医疗保险基金管理的重点和难点。以上因素要求医疗保险基金管理遵循效率原则。

3. 管理的内容

（1）基金征缴和稽核

医疗保险经办机构根据医疗保险基金征缴的法律法规，向单位、个人征收医疗保险费。同时，由于医疗保险缴费是按照工资收入的一定比例缴纳，为了保证医疗保险基金应保尽保、应收尽收，基金征收中还需对参保和缴费基数进行稽核，防范欠缴、不缴行为发生。

（2）医疗费用的支付

按照法定的及医疗保险政策规定的支付范围、支付比例等规定，审核并支付参保者就医后发生的医疗费用，对医疗保险定点机构拨付医疗保险基金。对定点医疗机构、定点零售药店落实医疗保险政策情况、医疗药事服务行为等进行监督和管理。

（3）财务管理

医疗保险基金的管理既要遵守财务/管理的一般制度规定，又要符合医疗保险管理的特点。医疗保险基金的管理必须按照医疗保险法律法规、医疗保险基金财务制度等管理办法和会计核算办法执行。

（4）风险管理

在医疗保险基金运行过程中，要及时对基金运行情况、收支结余等进行分析，对基金的安全风险实施管控，确保基金安全平稳运行。医疗保险基金的风险管理一般要求建立医疗保险运行分析制度，尤其是医疗费用的分析制度，并按月、按季度、按年等编制报表，定期公开发布。

（5）监督管理

建立对医疗保险基金有效的监督机制，包括内部监督和外部监督。内部监督指在医疗保险基金的管理上，医疗保险经办机构内部各部门要建立相应的制约和协调机制。外部监督包括行政监督、审计监督和社会监督等。

（二）基本医疗保险基金监督

1. 内部监督

对基本医疗保险基金内部监督是医疗保险基金监督管理的基础和内生环节，它主要是医疗保险经办机构内部各部门、各岗位之间相互配合、协调和制约，根据医疗保险基金的管理规程、内控制度、会计制度等，形成一系列相互关联的制度及管理措施。它主要包括以下几个方面。

第一，建立健全经办机构业务流程。如医疗保险费征缴流程、住院费用支付流程、异地医疗费用支付流程、个人账户支付流程等，通过建立安全、高效的内部管理制度和流程，使医疗保险基金监督管理有章可循。第二，建立完善内部管理制度。如财务会计制度、审计制度、基金预决算制度、医疗费用审核复核制度、基金支出审批制度、基金征缴和医疗费用支出的内部稽核制度等。通过建立完善的内部管理制度，完善轮岗交流、多级审核、专家论证等多种方式，实施内部监督管理，防范出现廉政风险。第三，配备管理工作机构和人员。在医疗保险经办机构内部，对于基金运行管理应建立基金审核、支付、审计部门，对于医疗保险费的征收、医疗费用支出都应有相应的部门或机构来实施管理工作。内部审计稽核工作应按业务程序设置岗位，制定岗位责任制，做到责任到人。

2. 外部监督

基本医疗保险基金的外部监督主要包括行政监督、审计监督、社会监督三种形式。

（1）行政监督

行政监督是按照行政管理权限和行政隶属关系，由行政机关对医疗保险基金管理实施的一种执法性质的外部监督，是基金外部监督的主导环节。它主要包括社会保障部门的监督和财政部门的财务监督。其中社会保障部门的行政监督是基金行政监督管理的主体。

社会保障部门的监督内容主要包括：第一，指导、监督经办机构贯彻执行医疗保险基金管理法律、法规和国家政策；第二，指导、监督医疗保险基金预算执行及决算；第三，定期审查医疗保险基金征收、支出及结余情况；第四，建立医疗保险基金监督举报系统，受理投诉举报，查处基金管理违规案件等。

财政部门的监督主要涉及医疗保险基金账户的设立和管理、基金预决算编制及预算执行、基金的收支平衡、基金安全等。财政监督管理有利于抑制挤占、挪用医疗保险基金的不良现象，增强医疗保险基金管理的严密性和计划性。

（2）审计监督

审计监督是基金外部监督的独立环节，指由专门从事审计业务的部门对医疗保险基金的财务收支、运用效益和违反财经法纪的行为所进行的一种法律效力较强的外部经济监督。审计监督管理有利于维护财经秩序，严肃财经纪律，维护医疗保险基金安全。

审计监督的主要内容包括：第一，对医疗保险基金的预决算进行审计监督，如经批准的医疗保险基金预算和财务收支计划是否严格执行，有无超预算、超计划问题；年度决算和财务报告及有关的会计报表、会计账簿、会计凭证是否真实合法等。第二，对医疗保险基金内部控制制度的审计监督。包括财务管理的规章制度是否健全，财务和内部审计机构是否健全，能否有效地发挥核算监督和控制作用等。第三，对医疗保险基金收支和结余情况进行审计监督。第四，对医疗保险经办机构财务收支相关内容进行审计监督。

（3）社会监督

社会监督是人民群众通过社会团体、社会组织、舆论机构以及公民个人对医疗保险基金管理情况实施的监督。社会监督是衡量基金监督效率的一个重要标志。实施医疗保险基金社会监督一般采取以下一些措施：第一，成立医疗保险基金监督组织。以统筹地区为单位，设立由政府部门、人大代表或政协委员、用人单位、医疗机构代表、工会代表和有关专家等组成的，具有广泛的社会性和代表性的医疗保险基金监督组织。第二，建立和完善医疗保险基金信息公开制度。医疗保险基金的预决算报告等相关资料数据，通过合法程序，定期由新闻媒体向社会公布，接受广大参保者的监督。第三，履行政务公开规定。通过新闻媒体、互联网、宣传栏、宣传活页等多种途径，将医疗保险的有关政策、经办程序、时限要求等向社会公布。第四，建立医疗保险查询系统。建立包括语音、电话、互联网等多种形式的查询系统，如 12333 全国人力资源社会保障电话咨询热线、网上查询平台、自查查询机等，方便参保者查询参保缴费、个人账户、费用报销等情况。第五，畅通系统公道服务电话群众与医疗保险经办机构之间的沟通渠道。医疗保险经办机构、监督机构等相关部门应设立举报电话、投诉、意见箱等，及时听取群众对医疗保险基金管理的意见和建议。

第二节　医院医疗保险管理内容

一、医院医疗保险管理的目标

（一）贯彻落实医疗保险政策

医院是医疗保险运作的主要载体，它与医疗保险制度相互依赖又相互制约，处在医疗保险改革的最前沿，不仅要为参保者提供良好的医疗服务，同时还要兼顾国家、社会、参保者各方的利益。医疗保险的各项政策规定只有通过医院的贯彻落实，才能惠及参保者。

随着医疗保险覆盖面的不断扩大，医疗保险正在对医疗服务和医院管理产生深远的影响。为落实医疗保险政策，医院必须加大宣传培训的力度，通过做好对医务人员、参保者的医疗保险政策的宣传培训工作，使其理解医疗保险改革的深远意义，了解医疗保险的相关政策、法规。在对医务人员进行医疗保险政策培训的同时，还要使其树立起医疗保险费用控制观念，不仅要提供优质的医疗服务，还要充分考虑医疗保险基金安全及参保者的承受能力，提高医疗保险基金的使用效率。

（二）加强医院医疗保险基金管理

随着全民医疗保险时代的到来，医院收治的患者大部分是各类医疗保险的参保者。医院的资金大部分来源于医疗保险基金。为此，医院医疗保险基金管理显得尤为重要。

加强医院医疗保险基金收入预算管理，增进医疗保险基金管理的计划性和科学性，建立基金运行情况分析和风险预警机制，完善医疗保险基金监管制度，提高基金管理水平和风险防范能力，控制医疗费用过快增长，杜绝套取、骗取医疗保险基金的行为，切实保障医疗保险基金的安全运行。

（三）构建医疗保险三方和谐

医院医疗保险管理部门是医（医疗服务提供方）、保（医疗保险方）、患（参保者）三者间最重要的沟通纽带。医院医疗保险管理部门执行医疗保险政策，向医院医务人员进行政策宣传；服务广大参保者，并向其解释医疗保险政策；听取医院各学科、各级医疗保险经办机构、参保者对医院医疗保险管理工作的意见和建议。

医院对医疗保险的管理是双向的，既要对内控制，也要对外拓展，才能取得各级医疗保险经办机构、社会各界及参保者的支持。医院在医疗保险业务处理中要采取积极的态度，主动做好与各级医疗保险经办机构的沟通协调工作，让医疗保险经办机构了解医院的实际情况以及影响医疗费用的客观因素，努力、合理争取政策性补偿，正确面对医疗保险各类政策落实过程中可能存在的问题。

医疗保险工作是一项严谨、规范、公平性很强的工作，与医、保、患三方利益密切相关，受到各方高度重视。因此，医院医疗保险管理部门要认真研究医疗保险政策，分析医疗保险发展趋势，权衡医疗保险三方关系，依据实际情况探索和制定相应的医疗保险管理制度并落实，以提高医院医疗保险服务质量和效率。

二、医院医疗保险管理的内容

（一）医院医疗保险管理制度

医院医疗保险管理制度，是医院为了维护医疗保险业务秩序，保证国家、地方各项政策的顺利执行和各项工作的正常开展，依照法律、法令、政策而制订的具有规范性或指导性与约束力的规章。管理制度可分为岗位设置制度和规章性制度两种类型。岗位性制度适用于某一岗位上的长期性工作，所以有时制度也叫"岗位责任制"，如《医院医疗保险管理部门工作职责》。规章性制度是对某方面工作制定得带有规范性质的制度文件，如《医院医疗保险内部管理规定》《医院医疗保险药品目录、诊疗项目管理制度》《医院医疗保险应急处理制度》等。

（二）参保者就医管理

1. 门（急）诊就医管理

在我国当前就医模式下，门诊是参保者就医的第一个环节。随着医疗信息化的不断推进，医疗保险制度在一些地区与预约诊疗进行了有效的衔接，参保者持社会保障卡（或银行卡）即可完成挂号、就诊、检查、缴费整个流程，参保者进行就医发票打印的时候，实时报销。医院也根据联网情况，设立不同医疗保险类型的窗口，提高就诊效率，方便参保者就医。

（1）门诊统筹

门诊统筹是门诊医疗保险的一种实现形式，将参保者的门诊费用纳入医疗保险报销，费用由统筹基金和个人共同负担。

（2）门诊慢特病（或门诊特殊病、门诊慢性病）

对病情相对稳定，须长期服用药物或在门诊治疗，其费用纳入统筹地区基本医疗保险基金支付范围的慢性或特殊疾病统称为门诊慢特病。门诊慢特病的申请，由参保者个人向医疗保险经办机构递交真实、可靠、准确的申请材料，医疗保险经办机构组织专家根据医疗保险的有关规定，对材料严格审核，通过后确定参保者的医院。

2. 住院就医管理

（1）参保者入院管理

门诊接诊医生确认参保者的疾病须住院治疗后，为参保者开具住院通知单，应核对参保者社保卡与本人是否相符，并标明医疗保险类型，入院诊断务必填写清楚、准确。意外伤害及有第三方责任的情况需要注明。

入院办理窗口应根据参保者提供的身份证、社保卡、住院通知单核对身份信息，根据提供的医疗保险类型材料登记相应的医疗保险类型。

办理好入院手续后，病区主治医生和责任护士根据提供的个人身份信息再次核对参保者身份，并按登记的医疗保险类型执行相应政策。

（2）参保者在院管理

一是严格出入院标准：要严格掌握参保者出入院标准，不挂床住院、轻病住院；对于短期内再次住院的参保者在入院记录中说明原因；严禁套用他人信息住院。医院医疗保险管理部门应严格管理，加强核查，若发现异常情况及时解决。

二是规范医疗行为：医务人员在为参保者诊治的过程中，在确保医疗质量及安全的前提下，加强医疗行为规范性的管理。例如，参保者是否符合出入院标准；医嘱、费用、报告单是否一致；使用药品和植入材料是否规范；限定性用药是否符合要求等。因病情需要使用基本医疗保险"三个目录"范围以外的药品、诊疗项目和医用材料时，医务人员应履行告知义务，向参保者说明自费项目使用的原因、用量以及金额，征得同意后，参保者在《自费项目同意书》上签字方可使用。

三是完善审批制度：根据不同的业务项目，医疗保险经办机构通常授予医院医疗保险管理部门审批和初审的权限。第一，审批权限由医院医疗保险管理部门审批的项目一般有大额处方、血液制品、植入材料、特殊检查及治疗、异地安置的定点等。第二，初审权限由医院医疗保险管理部门初审、各级医疗保险经办机构审核的项目一般有门诊特殊病的初审、异地外转就诊的初审。

医院医疗保险管理部门应根据各级医疗保险经办机构对不同业务的政策规定，分别制定业务流程，制定出科学、合理的审批制度及参保者办理流程。

3. 住院类型的管理

（1）按保险类型管理

①基本医疗保险

结合各级统筹地区医疗保险政策，对城镇职工、城镇居民医疗保险、新型农村合作医疗参保者的就医过程、医疗保险质量以及医疗保险统筹基金进行精细化、规范化、科学化管理。

②生育保险

生育保险是国家通过立法，在怀孕和分娩的妇女劳动者暂时中断劳动时，由国家和社会提供医疗服务、生育津贴和产假的一种社会保险制度，国家或社会对生育的职工给予必要的经济补偿和医疗保健的社会保险制度。在医疗保险体制中，生育保险与基本医疗保险属不同的险种，分开管理；而在新型农村合作医疗制度中则统一管理。医院应根据生育保险的特点制定相应的管理办法及就医流程，指导学科及参保者执行。

③工伤保险

工伤保险是指参保者在工作中或在规定的特殊情况下，遭受意外伤害或患职业病导致暂时或永久丧失劳动能力以及死亡时，参保者或其遗属从国家和社会获得物质帮助的一种社会保险制度。工伤保险执行属地管理政策，须按各地工伤保险政策制定医院管理规章。如入院时须判断参保者是否属于工伤保险，参保者是否进行联网结算，参保者的手续是否齐全，参保者住院期间是否享受工伤医疗保险待遇等。

工伤保险住院医疗，必须经参保地人力资源和社会保障部门鉴定。须再次住院治疗的，出示由人力资源和社会保障部门出具的《工伤再住院申请表》办理相关手续。

（2）按基金支付方式管理

①总额预付制

总额预付制是指根据总服务量、次均费用等数据，测算医疗保险费用支付总额，由医疗保险经办机构定期预拨，实行"总额预算，按月支付，超支不补，结余留存"的支付方式。

预付总额是医疗保险经办机构和医院通过谈判确立的，有一系列的管理控制指标，包括住院、普通门诊和门诊慢特病（门诊特殊病、门诊慢性病）三类。主要管理指标为参保者个人自付比、次均费用，其他管理指标如基金使用率、药占比、耗材比、自费项目比等。若分别监控单个指标，可能忽略指标之间的内在关联。因此，在总额预付的日常工作中，对于复杂的指标数据，应该做到精细化管理，对多维度指标进行综合分析。

②按病种支付

按病种支付主要包括单病种支付和按疾病诊断相关分组付费（DRGs）支付。单病种是指没有并发症、单一的疾病。其理论基础和方法学是循证医学和临床路径，主要针对诊断明确、技术成熟、治疗流程和效果可控性强的内外科常见病和多发病。DRGs以出院病历为依据，综合考虑了参保者的主要诊断和主要治疗方式，结合个体特征如年龄、并发症和合并症，根据疾病的复杂程度和费用将相似的病例分到同一个组中。基于这样的分组，卫生管理部门、人力资源和社会保障部门就可以在DRGs系统的帮助下对不同的医疗机构进行较为客观的医疗服务绩效评价，也可以根据此分组进行医疗保险费用支付的管理。

通过对参保者入院诊断、手术指征、治疗方法、平均住院日等信息的监督，对药占比、耗材占比、手术麻醉占比等指标的控制，结合临床路径实施情况，为学科及时反馈相关信息，在确保医疗质量的前提下，合理控制医疗费用。目前，新型农村合作医疗实施的单病种管理包括两部分：常见病和重大疾病。

（3）其他医疗服务模式管理

①专科疾病

为合理使用医疗保险基金，一些医疗保险经办机构对专科医院中的专科疾病实行按床日付费，如传染病医院、神经专科医院。专科医院医疗保险管理部门应制定相应的管理办法，避免虚记床日天数等违规现象；对因参保者个体差异造成医疗费用过高的情况，要及时向医疗保险经办机构备案，并争取合理的床日费支付标准。

②日间病房

日间病房是根据常见病、多发病经短期观察治疗即可出院的特点，专为该类参保者设计的"短、平、快"式医疗服务，可减少医疗保险基金支出和减轻患者负担。日间病房是目前国外比较流行的治疗模式，国内一些医院也已经开展，常见的有日间手术病房、日间化疗病房等。

第一，日间手术。日间手术是指选择一定适应证的参保者，在一至两个工作日内安排参保者的住院、手术、手术后短暂观察、恢复和办理出院，参保者不在医院过夜。如广州中山眼科中心开展了将多数眼科手术改为日间手术的试点项目，该院 2014 年完成总量为 19810 例的手术，其中日间手术占 63%。

第二，日间放化疗。日间放化疗即参保者在放化疗当天前往医院日间病房进行化疗，结束后回家休养的治疗模式。目前，不少省市已将日间病房纳入医疗保险补偿范围，有的按"门诊统筹"或"特殊统筹"给予报销，有的按普通住院进行结算。医院应对日间病房统一管理，建立日间病房管理制度，设计参保者就医流程，全面保障医疗质量和医疗安全。

4. 异地转诊（院）

（1）转诊流程

参保者申请外转就医，一般由主管医生提供病历摘要，提出转诊原因，填写转诊申请表，经科主任签署意见后，送至医院医疗保险管理部门审核并加盖公章，参保者再到医疗保险经办机构核准。

（2）转诊审核

医院医疗保险管理部门要严格转诊审核：一是经本院最高水平会诊仍未确诊的疑难杂症；二是无设备或技术诊治抢救的危重参保者。转诊资格必须严格控制，原则上只有统筹地区最高级别的综合或专科医院才有提出转诊的资格。

严格异地转诊审核，是建立分级诊疗体系的基础，是合理配置医疗资源、促进基本医疗卫生服务均等化的重要举措，通过及时调整和不断完善医疗保险政策，发挥医疗保险对医疗服务供需双方的引导作用和对医疗费用的控制作用，有利于减轻参保者的经济负担，同时提高了医疗保险基金使用效率。

5. 异地急诊

参保者在统筹地区以外的地区基本医疗保险医院急诊、抢救、留观并收治入院治疗的或门急诊、抢救、留观治疗无效死亡的医疗费用，所发生的门诊和住院医疗费用合并计算，按一次住院处理，符合基本医疗保险政策范围内的由统筹基金支付。门急诊、抢救、留观未收治入院治疗的，所发生的医疗费用由参保人员个人支付。

（三）医院医疗保险质量管理

1. 政策研究与落实

（1）政策研究

医疗保险制度涉及社会、经济、医学等多个领域，在国外有上百年历史，但在我国是一项新兴的事业。随着我国经济水平的不断提高，政府及医疗保险经办机构会不断推出相应的政策、法规，而作为医疗服务主要提供方的医院无论是为社会还是自身发展，需要不断研究医疗保险的各项法规、政策，并结合医疗运行规律和医院运行特点，制定操作要点和关键节点，并定期总结分析有关政策在落实过程中存在的问题，及时向政府有关部门反映，为下一步政策调整提供依据。

①社会保险法

《中华人民共和国社会保险法》出台实施，对社会保险制度起到法律支持的作用。医院医疗保险管理部门根据《中华人民共和国社会保险法》与医疗保险经办机构签订服务协议，为参保者提供合理、必要的医疗服务；对城镇职工基本医疗保险、城镇居民基本医疗保险、新型农村合作医疗参保者就医进行管理；对符合《基本医疗保险药品目录》《基本医疗保险诊疗项目目录》《基本医疗保险医疗服务设施标准》的医疗费用给予医疗保险报销；对基本医疗保险基金支付范围之外的内容严格管理。

②地方性政策法规

根据人力资源和社会保障部门、卫生健康委员会发布的政策、法规内容，落实医院医疗保险管理。

（2）政策落实

根据医疗保险政策调整及更新情况及时在医院 HIS 系统中更新，并对医院所有医务人员进行医疗保险政策、法规、操作规范进行宣传培训。同时，对医院内部各运行环节医疗保险政策执行情况进行监督检查，并把监督检查情况及时向相关人员反馈点评，以确保政策与制度的落实。

2. 医疗保险目录管理

根据国家、各省市医疗保险主管部门发布的《基本医疗保险药品目录》《基本医疗保险诊疗项目目录》和《基本医疗保险医疗服务设施项目范围》（简称为"三个目录"），对医院数据进行维护，根据政策调整情况定期或不定期对"三个目录"及时更新，通过执行"三个目录"对参保者报销范围、报销标准进行管理。

3. 医疗保险控费管理

（1）医疗保险费用的监管和评估

为控制医疗费用不合理增长、维护基金平衡，医疗保险经办机构通过改革支付方式对医院进行约束，同时，通过对医院医疗费用的检查、监督、评估来落实支付政策，检查、监督中发现的问题通过拒付、追款等进行纠正。医院在为参保者提供优质医疗服务的基础上，重视参保者医疗费用的监督和评估，以提高医疗保险统筹基金的安全和使用效率。

①医疗保险费用的监管

医院应在医疗保险运行的各个环节加强管控，在确保医疗质量的前提下，合理控制医疗费用增长。对住院时间长、医疗费用高、超定额 2 倍以上的参保者的医疗过程进行重点监控；对检查费用高、辅助性用药、自费药品居全院前 20 的医疗项目进行分析，并对相关医生沟通提示，督促改进，确保真正实现多层协调、上下监控、分级管理的预期目的。利用医疗保险控费系统，监测参保者限制性用药、自付比、次均费用使用情况，发现问题及时与学科负责人和主管医生沟通。

②医疗保险费用的评估

随着医疗保险管理体制的逐步完善，医疗保险方对医疗服务提供方监管评估的力度不断加大。为提高医疗保险统筹基金使用效率，医院应当在医疗保险运行的各个环节加强管控，如处方点评、参保者住院病历检查、医疗费用分析等。通过对医疗行为的监管评估，规范医疗行为，提高医疗质量。处方点评、病历检查、费用分析是一种事后评估手段，随着信息技术的发展，监管评估将会体现在医疗服务的全过程中。

（2）成本核算

医院医疗保险成本控制的目的就是在保证医疗质量的前提下把医疗费用控制在各级医疗保险经办机构考核指标内。如果不进行成本核算，就无法有效控制成本，也无法决定开展哪些项目和开展这些项目的规模。因此，医院应当加强预算管理，进行成本核算，控制医疗成本，提高基金的使用效率。

（四）医院医疗保险数据统计与分析

1. 数据统计与分析的目的

医院根据医疗保险支付方式，制定医疗保险运行的办法与措施。这种办法和措施的管理需要动态监测并不断修正，还需要进行大量的数据统计和分析，找到医院医疗保险费用实际发生与支付之间的差距，使基金发挥最大效率。数据统计分析旨在分析对比医院整体及学科运行状况，提供决策依据。

医疗保险数据统计分析最重要的目的，在于保证医疗质量的前提下对医疗费用的合理性进行深入挖掘。若数据分析显示医疗费用增长主要集中在药品费用占比的上升，那么首先要明确药品费用的上涨是否合理。如果是少数学科的过度医疗行为，可以通过加强管理（如以医疗费用与质量评估为基础的考核与医疗保险指标挂钩），并定期核查来调整；如果是某类新药或新的治疗方式引起的，那就需要根据临床效果及卫生经济学分析，判断增长是否合理以及是否需要进行控制。

数据分析者需要掌握数据分析的基本方法，提高对医疗保险的战略性认识，才能有效服务于医院医疗保险决策制定。

2. 数据统计与分析的主要任务

以学科、病种、项目等为单位，以各级医疗保险经办机构设定的指标为依据，按日、月、季、年进行统计、对比，或针对运行中显现的不同问题设计不同的统计指标，整理出需要的数据。无论是对内控制或对外争取医疗保险基金额度和指标，数据都是重要的依据。

（五）医院医疗保险基金管理

1. 预决算管理

医院在运行战略目标的指导下，利用预算对医疗保险基金在医院内部各学科、各治疗组的各种资源进行分配、控制，并通过对预算执行过程的监督，将实际完成情况与预算目标不断进行对照和分析，以便有效地组织和协调医院的运行，从而及时指导运行活动的改善和调整，以帮助管理者更加有效地管理医疗保险基金和最大限度地实现战略目标。

预算管理主要包括预算的编制、预算的分解、预算的执行与控制、预算的分析与考核。决算是根据年度预算执行结果而编制的年度会计报告。它是预算执行的总结，包括医疗保险基金的收入情况、医疗保险基金扣减情况、医疗保险基金预算执行情况、存在的问题及建议和附表等。

2. 基金安全

医疗保险基金安全直接关系到参保者的切身利益和医疗保险事业持续健康发展。医院要加强内部管理，要建立健全预算制度和财务会计制度；同时，接受医疗保险经办机构及社会各界的监督，保证基金管理的公开、透明。

3. 报表制作

医疗保险制度的实施给医院带来的最大变化就是偿付方式的改变——第三方支付。即由原来的医生看病、参保者直接支付变为医生看病，医疗保险经办机构向医院支付。

医疗保险经办机构代表参保者向医疗服务提供方购买服务，成为医疗市场最大的购买者。由于医疗保险经办机构购买的服务量大，向医院支付也是按一定的时间段进行，因此医院需要定时按要求制作医疗费用报表，向医疗保险经办机构申报费用。

（六）医院医疗保险信息系统

1. 医疗保险业务处理

医院通过网络技术与医疗保险经办机构相连，为参保者提供服务，主要包括参保者医疗保险信息补登记、个人信息的核实、备案审批、结算、异常处理等，还要根据医疗保险政策的调整，对医疗保险目录进行更新，对网络系统硬件、软件要求很高。因而网络安全、系统维护、升级改造成为医院的一项日常工作。

2. 医疗保险费用监控

通过医疗保险信息系统对医疗过程进行监督，对药品、耗材使用情况进行监测，对疑似违规行为的数据进行预警提示，以便医务人员在医疗保险政策规定下进行医疗服务。

（七）综合协调

1. 对外协调

对外协调主要指行政部门协调和社会协调，其中包括。

（1）医疗保险经办机构

医疗保险经办机构包括人力资源和社会保障部门的经办机构和商业保险经办机构。医院在实际工作中要积极做好对外的沟通协调工作，让医疗保险经办机构了解医院学科优势、收治病种的特点以及影响医疗费用的客观因素，了解医院医疗保险工作的具体管理办法、措施、规定，以及为此做出的工作和付出的努力。对于医院在落实医疗保险政策过程中存在的问题，也要积极与医疗保险经办机构进行沟通，协调解决，以改进工作，更好地为参保者提供优质高效的服务。

（2）相关行政部门

相关行政部门包括卫生健康委员会、民政部门、物价部门等。医院医疗保险工作需要向相关部门申报项目，获得审批等。

（3）参保者

参保者包括参保单位和参保者。提供优质服务，解决参保者就医过程中遇到的医疗保险问题，简化流程，使医疗保险政策能够顺利地在医院落实。

2. 对内协调

（1）临床科室

临床科室主要指医生和护理人员。医院要采取各种宣传措施，使医务人员了解医疗保险的政策，知晓医院医疗保险的管理办法、制度、规章，对工作中存在的问题，加强沟通，及时解决，更好地为参保者服务。

（2）相关职能部门

相关职能部门包括医务、财务、设备、信息、经管、药剂等各职能部门。通过与院内各职能部门的沟通，使各项医疗保险政策能够得到各方的支持。例如，设备科提供医院的耗材信息，供医院医疗保险部门对医疗保险目录范围内的耗材进行规范管理；经管科提供物价部门最新文件，供医院医疗保险管理部门向政府申报医疗保险项目编码；由于药品更新换代快，药剂科对医疗保险目录内的药品进行及时调整，保证参保者享有医疗保险待遇；信息科负责对医疗保险常规业务处理系统进行维护，发生信息问题及时沟通协调，尽快解决参保者的难题。

三、医院医疗保险管理的工具

（一）计算机信息技术

医疗保险是世界上票据和数字最多的行业之一，现代计算机信息技术为该行业的发展提供了便捷，使原本不可能或不容易做到的事成为可能或变得简单。医院医疗保险管理需要充分依靠计算机信息技术，在医院信息系统基础上，构建"统筹基金-医疗保险业务-财务"一体化的医疗保险业务操作平台、医疗保险费用监控平台、医疗保险数据统计分析平台，提高医院医疗保险管理的效率和效果。

1. 医疗保险业务处理系统

医院医疗保险业务处理系统与医疗保险经办机构网络相连，主要实现参保者医疗保险费用的实时结算。它包括参保者的医疗保险信息登记、备案登记、身份审核、信息查询、结算异常处理等业务，同时还进行医疗保险目录的对应，新增目录的上传、下载等工作，是日常工作中最常使用的操作业务功能。

2. 医疗保险监控系统

（1）规则管理

根据已知的各种医疗服务违规行为、医疗保险政策规定以及总结的各地经办机构监管经验，根据医疗服务过程中各类违规行为或疑似违规行为的数据特征，确定单项监控指标或组合指标，从而形成规范的监控规则和分析规则库，同时支持疾病关联、药品关联、耗材关联等数据库的维护，在医院信息系统中进行预警提示。

（2）监控重点提示

定期筛查监控的重点信息，经医院医疗保险管理部门工作人员进行初步分析判断，确定为疑似违规问题，在医院医疗保险监控系统中进行提示，或直接对负责医务人员进行告知。

3. 医疗保险数据分析系统

医疗保险数据分析不仅是衡量医疗质量的重要方法，还对医疗保险基金的运行、医疗保险费用的控制起到重要的作用。医疗保险数据分析的作用包括以下两方面：

（1）对医疗过程的评估

对医疗过程的评估需要庞大的临床规则数据库作为支撑，通过基础数据收集，准确判断在不同疾病管理中该做什么，不该做什么；用药合理性分析中的药物间相互反应的监测、用药剂量及用药相关检查的指标对医疗过程进行初步分析。

（2）对医疗结果的评价

对医疗结果的评估和评价需要统计大量的医疗数据，在此基础上对结果进行整理分析，以便管理者决策。

有了科学合理评估医疗质量与费用的手段，医院能够有效应对包括总额预付、按病种支付、按人头支付等各类支付方式在内的医疗保险类型的综合管理，达到在保证医疗质量基础上控制费用的目的。

（二）预算机制

预算是一种定量计划，在科学地运行预测与决策基础上，协调和控制未来一定时期内资源的获得、配置和使用，强调内部控制，利于发现管理中的漏洞和不足，降低风险。预算能够细化医院的医疗保险发展规划和运行目标，是对整体活动量化的计划安排，有利于监控整体战略目标的实现。

通过预算编制，将有助于医院各学科、各部门之间的互相交流与沟通，增进相互之间的了解，加深学科及医生对医院整体运行目标的理解和认同；同时加强对医疗费用支出的控制，避免医疗费用不合理增长。

（三）考核机制

在医院医疗保险基金预算管理的基础上，对临床科室实行绩效考核。通过预算管理与考核管理相结合，使医院医疗保险考核真正做到"有据可循"。

1. 考核目的

在于通过建立科学、规范的医疗保险服务质量评价体系，通过对临床科室医疗保险服务环节质量、终末质量、工作量及考核指标的具体化，使广大临床医护人员在医疗保险管理中有据可依。

2. 考核作用

考核的结果与资源配置、奖励相挂钩，调动医务工作者的参与热情，提高医疗服务质量，促进医院以及医疗保险工作的开展。

（四）宣传培训

对医务工作者和参保者进行医疗保险政策的宣传培训，是医疗保险管理的重要工具，分为对内培训和对外宣传两部分。

1. 对内培训

（1）培训讲座

医院通过举办医务人员医疗保险培训会、医院办公会议、住院总医师例会进行政策的宣讲，同时通过宣传手册、办公自动化系统、HIS 系统以及竞赛等各种形式多样的手段，对医疗保险政策进行普及。

（2）专题会议

定期安排医疗保险管理部门的工作人员到临床科室，有针对性地进行医疗保险政策宣讲和医疗保险基金合理使用的案例分析会，使广大医务人员对医疗保险政策内容有更具体的感受，更好地为广大参保者提供服务。此外，应考虑医疗保险政策的动态更新，宣传培训工作应该是非固定时间举办，以便临床科室及时掌握最新的医疗保险政策。

2. 对外宣传

通过宣传单、宣传栏、数字化显示屏、语音广播、互联网等多种形式对参保者进行医疗保险政策及就医流程宣传，使参保者及时掌握最新医疗保险政策，切实享有医疗保险待遇。

（五）流程设计

优化服务流程，推进"以人为本"的持续改进。"以参保者为中心"是医院医疗保险管理的宗旨之一。利用过程流程图来管理医疗保险服务的全过程，应把所有程序、方法、注意事项等都包括在流程的说明中，以避免过程中可能出现的偏差。为方便参保者，可设置专用的咨询、结算窗口。同时，在各就诊地点提供基本医疗保险政策、药品和诊疗项目价格和自付比例自助查询等多种功能，体现以人为本服务理念，避免参保者往返咨询，制定各类医疗保险的就医流程图，张贴在就医区域，以便参保者查询浏览，使就医更加快捷、更加规范，改善参保者就医体验。

（六）谈判机制

医疗保险谈判机制是医疗服务的购买方和提供方通过对话和反复博弈达成协议，就医疗服务的范围、价格、质量等进行规范，以明确双方责、权、利的一种制度。谈判机制是现代医疗保险和医疗服务体系的有机组成部分，是基本医疗保障制度改革的重要内容。其中，协议条款的设计和支付方式的选择是医疗保险谈判的核心内容，不同协议条款和支付方式的组合对医疗体系所产生影响效应大不相同。

总之，医院医疗保险管理内容涉及医院医疗保险管理制度建设、参保者就医管理、医疗保险质量管理、医疗保险管理决策支持、医疗保险基金管理、医疗保险信息系统等多方面，常用的工具包括计算机信息技术、预算机制、考核机制、宣传培训、流程设计、谈判机制等。具体内容将在后面的章节中详细介绍。

第六章　医院的行政管理

第一节　医院行政管理概述

一、医院管理

（一）医院管理

医院管理就是按照医院工作的客观规律，运用有关理论和方法，对医院工作进行计划、组织和控制的活动，以提高工作效率和效果，发挥其应有的功能。

（二）医院管理系统

医院管理系统总体来说可分为行政管理和业务管理两个系统。

行政管理包括组织管理、领导行为、办公室工作、信息管理、劳动人事管理、经营管理、设备管理、后勤管理等内容。

业务管理包括医疗管理、护理管理、技术管理、质量管理等内容。

（三）医院分级管理

医院分级管理是运用现代卫生管理和医院管理的理论，在总结我国三级医疗保健网建设和创建"文明医院"活动经验的基础上，吸收国际"区域卫生发展规划"的思想以及借鉴国际医院评审的经验，所实行的具有我国特点的宏观管理体制。

总之，医院分级管理对医疗事业的长远发展，对加强医院和医疗卫生服务的宏观管理都是重要的。同时，医院分级管理在准则中强调医院基础质量，强调医德医风建设，强调医疗教学和科研全面发展，强调避免短期行为，这是与治理、整顿医疗秩序、深化改革要求一致的。因此，实施医院分级管理又是加强宏观调控，促进和改善微观机制，深化卫生改革的重要举措之一。

医院分级管理标准分为基本标准和分等标准。基本标准规定一级医院必须设床 20 张以上，二级医院设床 100 张以上，三级医院设床 500 张以上。分等标准采取千分制评定。甲等医院应得分 900 分以上，审批权限为：三级特等医院由国家卫健委审批；二、三级甲、乙等医院由省、自治区、直辖市卫生厅（局）批准；一级甲、乙等医院由地市（县）卫生局审批。

（四）标准化管理

标准化管理是一种管理职能，也可以说是一种管理手段或方法。所谓标准化管理是指以标准化原理为指导，把标准化贯穿于管理全过程，以增进系统整体效能为宗旨，以提高工作质量和工作效率为根本目的的一种科学管理方法。

（五）卫生资源

通常所说的卫生资源包括人员、财务、物资、技术和信息五大类。

（六）卫生服务

卫生服务是指卫生部门为了一定的目的，使用卫生资源（包括卫生人力、卫生资金、卫生设备、卫生技术和卫生信息），向居民提供卫生服务（包括医疗服务、预防服务、康复服务、促进健康行动）的过程。

（七）卫生服务研究

卫生服务研究是从居民健康状况及人群医疗需要量出发，研究合理分配卫生资源的原则和方法，使有限资源发挥充分作用，研究卫生服务的利用程度，探讨医疗供需之间的矛盾与平衡，充分发挥科学技术及卫生资源的作用，努力提高卫生事业的社会效益。

（八）医疗服务需要

医疗服务需要包括人群的健康要求、医疗需要和医疗要求。

（九）医疗需要

医疗需要是指人群对卫生服务的客观需求，常用的指标有两周患病率、慢性病患病率、残疾率、出生率、死亡率等，主要通过家庭健康询问调查得到这部分资料。

二、行政管理

(一) 行政管理

行政管理，就是指国家通过行政手段对国家政治、经济、文化以及社会事务等各个方面的管理。行政管理学是研究行政管理活动规律的科学，它的中心任务是研究如何提高行政管理的效能。

(二) 行政管理学的主要内容

行政管理学的研究对象主要包括以下范围。

1. 行政原理：主要研究行政管理的一般原则与规律。

2. 行政组织：研究设置行政机构的科学原则、组织机构的类型和功能、组织的合理结构、组织的合理层次、官职的合理配置，机构之间的关系等。

3. 行政领导：研究行政领导人的必要条件、领导类型、领导方法、领导人的应有修养，研究怎样把领导经验、领导艺术上升为领导科学。

4. 行政决策：研究行政决策怎样才能科学化，避免决策失误，做到正确有效，研究进行科学决策的应有机构、程序、方法，决策者应有的素质。

5. 行政咨询：咨询机构是进行科学决策所必须有的机构。这个机构是由专家学者组成的。

6. 行政信息：建立高效能的信息系统，掌握最新、最全、最准确的信息，是各级行政决策正确，避免失误的重要条件。

7. 行政方法：研究政府各部门应当采取哪些方法来管理经济、科学、教育、文化、社会事务等，才能产生最佳效果。行政方法包括：各种经济方法（税收、信贷、价格、工资、奖金等）、法律手段（各种行政法规）、行政手段（各种行政命令、文件等）。研究这些不同方法怎样配合使用才能更好地发挥作用。

8. 人事行政：研究政府各部门怎样最合理地选用和管理各类工作人员，做到人尽其才，才尽其用。人事行政包括：录用、考核、培训、晋升、调配、奖惩、工资、福利、退休等各项人事管理的理论方法。

9. 财务行政：研究政府各单位的经费如何管理，奖金如何合理使用，以便做到财尽其用，最大限度发挥资金的效果。财务行政包括预算、会计、决算、审计四大部分。

10. 行政事务：研究政府各部门的行政秘书、文书档案、行政会议等。

11. 机关管理：研究行政机关工作秩序的科学化，办公设备的现代化，物品、车辆、宿舍管理怎样更好地为行政工作的顺利进行服务。

12. 行政责任：主要研究怎样做到各种机构中人员之间职责分明、有责有职、有职有权、人人尽职、人人尽责，实行分级负责制和分事负责制，充分发挥每一层、每一种机构和人员的主动性、积极性、创造性，最大限度地提高工作效率。

13. 行政法规：要实现"依法行政"，必须健全行政法规，做到行政法规有法可依、有章可循，使政府工作法治化。

14. 行政监督：研究怎样监督各级机构最有效地工作，遵纪执法，严格履行自己的职责，维护国家的法律和人民的权利。行政监督包括行政监督机构、行政监督方法、违法行政的制止、责任者的审处等。

（三）行政奖励

行政奖励即国家行政机关为了表扬先进、鼓励后进，激发人们的积极性和创造性，且对严格遵纪守法，认真执行国家计划和任务，在一定领域内为国家和人民做出了重要贡献的先进单位和个人所给予的精神和物质奖励。行政奖励只能由国家行政机关授予，其对象可以是单位、组织或个人。

奖励的形式可分为三种：一是物质奖励，即发给一定数额的奖金和奖品；二是荣誉奖励，即给予精神上的鼓励，如颁荣誉证书，奖章；三是职级奖励，即晋级或晋升职务。

（四）行政奖励的形式

根据我国有关法律的规定，行政奖励的形式主要有以下几种：表扬。在一定范围内对受奖者以一定形式予以公开赞扬。记功、记大功。功有不同级别，如特等功、一等功、二等功、三等功等。通令嘉奖。授予荣誉称号。主要有：先进生产者、先进工作者、革新能手、先进集体、节约标兵、劳动模范、战斗英雄等。大多数荣誉有不同的等级，如劳动模范分国家级劳动模范、省级劳动模范、地区级劳动模范等；如战斗英雄分一级战斗英雄、二级战斗英雄等。晋级。即提高工资级别。分逐级晋级和越级晋级。晋职。即提高职务。分依级晋职和越级晋职。发奖金、奖品。以上所列各种奖励形式，大多数可以单独运用，如记功、记大功以及发给奖金等；有的既可单独运用，也可并用，如记功同时晋职、职级，记大功同时通令嘉奖等。此外，在对受奖者给予所有这些形式的奖励时，均可同时发给某种荣誉证书和奖章。

（五）行政奖励的原则

主要有：①精神鼓励和物质鼓励相结合，以精神鼓励为主，这是我国行政奖励的基本原则。坚持这一原则，可以避免片面强调精神鼓励的重要性而忽视物质奖励的作用和倾向物质奖励不讲精神鼓励两种倾向。②实事求是。这一原则贯穿于奖励程序的任何阶段，任何人都必须遵守。有关奖励的法规大多对这个原则做了明确的规定，并规定了违反这一原则的行为后果将按其情节轻重予以批评、撤销奖励、退回奖金，甚至给予行政处分。③奖当其行。即奖励的形式要和受奖者的行为相当。成绩突出、贡献特殊的实行重奖；成绩一般，贡献不大的实行轻奖。这个原则在有关法律规范的体现中一是规定不同的奖励等级，二是规定集体奖金要合理分配。④公正平等。即在法定的奖励条件下，人人都有平等的受奖权利，没有例外或特权。坚持这一原则，就不能凭个人好恶、亲疏关系来授奖。

（六）行政处分

国家机关、企事业单位、社会团体对其所属的违反行政管理法规的公民的处罚。根据其执行主体和运用对象的不同，可分为以下几种：一是对国家工作人员的处分。国家工作人员是经法定程序产生，在国家行政机关或企业单位中依法执行国家委托的行政管理事务的公民，其中包括国家行政机关工作人员、人民警察、企事业单位干部等。行政处分与行政处罚并不相互排斥，即对违法者适用行政处罚后，违法者所在单位可以或必须对违法者同时给予行政处分。二是对企业职工的处分。这里泛指一切厂矿企业对所属职工适用的纪律处分，由被处分人所在的企业决定并执行，特殊情况下也可由有关的行政主管机关决定。对职工的纪律处分原则上应按《企业职工奖惩条例》执行，具体实施上，各企业对处分的适用范围，可制定具体的标准，也可规定一些辅助性措施。三是对在校的教职员工及学生的行政处分。也称校纪处分，是教育部门对所属教职工、学生适用的纪律处分，学校对教职工的处分一般采用政纪处分的有关规定，对违反校纪的学生的处分包括警告、记过、记大过、开除留校察看、勒令退学、开除学籍6种。

三、医院行政管理

（一）医院行政管理

医院行政管理是医院管理系统的一部分，它是相对于业务管理而言的。医院作为医疗业务部门，在管理上应以业务管理为核心和重点，但行政管理也十分重要，不可偏废。一般而言，行政管理包括医院的组织管理、领导方法、办公室的综合协调、信息管理、劳动人事管理、经营管理、设备管理、后勤管理等。当然，行政管理在不同的部门可能有不同的划分或者内涵，但作为医院，这样划分有利于医院的管理，可提高管理质量和工作效率。目前我国的绝大部分医院在院长之下设置行政副院长和业务副院长，也正是从这个角度出发和考虑的。

（二）职能科室

职能科室的工作特点主要有以下几点。

1. 政策性：职能科室的重要任务是传递信息，办理公务，答复问题。这些都是政策性很强的工作，因此，处理每个问题，必须有政策依据，谨慎行事，否则就有可能造成一个部门乃至全局的被动局面。

2. 服务性：服务性是职能科室的工作本质。充分发挥职能科室的服务作用是职能科室的根本宗旨。在服务对象上，不仅要为领导服务，为临床第一线服务，还要为病人服务，为社会服务。

3. 协调性：职能科室处于中介地位，工作头绪多，时间限制紧，来往人员复杂，加之过去管理主要靠"人治"，不搞"法治"，很多事情职责不清，分工不明，考核困难，互相扯皮的问题多，所以要求职能科室必须坚持整体观念的原则，扩大知识面，增强适应能力，只有这样，才能及时协调部门之间、人员之间的矛盾。

4. 被动性：职能科室的从属地位决定了它的工作的被动性，针对被动性，要加强计划性与预见性，在每次工作中发挥主动精神，处理好被动与主动关系，变被动为主动。

医院职能科室的基本职能应为医院的总体目标服务，综合处理行政、医疗事务，促进医院管理，提高医院的整体效益。具体来说，随着医院管理的发展，职能科室的基本职能应更多地体现在参谋咨询、辅佐决策、沟通协调、管理事务、检查督办等方面。

第一，参谋咨询：①预测性参谋，是职能科室根据各方面的信息资料，把握事物发展的客观规律，对组织发展的未来状况加以描述，并针对未来发展的状况，提供相应的策略供领导人参考。②跟踪性参谋咨询，是职能科室随着计划实行的过程分析问题，进行参谋咨询。③进谏性参谋咨询，指职能科室人员就组织管理中存在的某些问题，向医院领导提出规劝或建议，或者提出问题，引起领导人重视后，再提供咨询。④提供资料性参谋咨询，当医院领导由于信息资料不足，出现处理问题失误，或虽有正确的办法，但没有充足的依据难下决断时，有关职能科室可采取提供资料性参谋建议。同时要注意资料的准确性、全面性、有效性和动态发展性。

第二，辅佐决策：职能科室的辅佐决策职能，主要体现在调查研究、处理来信来访、收集处理信息、参与讨论工作计划等实务中。辅佐决策的方式有：①决策前服务式辅佐，在领导决策前，职能科室要为领导决策做准备，提供各方面的服务。包括收集有关方针、政策、规章制度，做好法规性准备；收集组织内外各相关方面的信息资料、做好信息依据准备；收集组织内外各相关方面的参谋建议和要求，做好多元群体智能准备。②决策形成中的辅佐，主要表现在：要参与对各种方案的分析，比较论证和评价，提出修正的意见和建议，还要配合实验和验证。③决策执行中的协调式辅佐，主要是全面贯彻医院领导意图，使全院上下保持协调统一。④决策效果评价辅佐，职能科室既参与拟订决策计划，又参与决策实施的过程，还要参与决策效果的评估。通过决策效果评估，可以总结成绩，找出不足，以进一步补充和完善。

第三，沟通协调：沟通协调是保持组织机能整体性的重要手段，是医院职能科室和人员的重要职责。沟通协调的主要方法有：沟通化解矛盾；变通淡化矛盾；融合缓解矛盾。

第四，管理事务：医院领导的工作效率直接影响组织整体运转的效率，而职能科室的行政、医疗事务管理与医院领导的工作效率有着密切的关系，快节奏、高效率地管理事务，对整个医院运转将产生积极的影响。

第五，检查督办：按照控制论的观点，检查督办是作为可控系统的上级以自己的决策目标来影响作为受控系统的下级的管理行为，是检查和督促所属子系统对上级的决策指令执行情况的重要管理手段。

（三）医院行政职能科室的主要任务

1. 办公室

医院办公室又称院长办公室，是医院综合办事机构。办公室在院长和各职能部门之间，各科室之间起着承上启下和协调综合的作用。其主要任务是调查研究、综合协调、检查督办、文书档案和内外联系工作。具体工作有以下几方面。

第一，医院管理信息的收集、整理、保存、传输及反馈。包括上情下达、下情上传、及时收集反馈信息、沟通情况、协调关系，使各项工作运行有序。

第二，组织安排好各种行政会议，并做好会议记录。必要时写成纪要上报或下达，协助院长做好计划总结，以指导推动工作。

第三，承办行政性事务工作。包括文件起草、公文收发、传阅立卷、归档、印鉴、打字、通信联络、接待来信来访和参观等。

第四，做好协调工作。一是政策性协调，在起草院内文件时要注意政策的连续性和各种政策之间的协调性，防止造成管理上、思想上的混乱；二是事务性协调，要妥善处理好各部门因处理问题的角度不同而出现的矛盾。

第五，做好医院各种车辆的调配、维护和保养工作，保证领导工作用车和医疗用车。

2. 信息科

信息科是医院的信息收集、整理、加工的综合性职能部门。主要任务有编制上级规定的报表和提供本院医疗、教学、科研、人事、财务等需要的统计资料。做好原始信息的登记、收集、整理及统计分类、分析和评价工作。指导各科室做好各类信息的收集及数据统计工作。做好病案的回收、整理、装订、归档、检查和管理工作。做好病案资料的索引、编目，提供教学、科研、临床所需的病案。订购和收集各类业务图书和其他情报资料，做好资料的登记、分类、编目、借阅和保管工作。广泛收集国内外医学进展的情况，为全院各部门积极提供最新专业情报资料。根据医院信息管理的需要，编制计算机软件，研究医院信息开发和管理。保障计算机的安全使用和做好维护保养工作。协调科室的信息管理工作等。

3. 人事科

人事科是医院的人事管理部门。主要任务有根据医院编制原则，结合医院的业务特点，合理调配和使用各方面的人员，并承办人事调配的各项手续。做好职工、干部的培养、考核、晋升工作，要知人善用，通过各种方式了解人才，发现人才，向院长提供参考意见。办理职工的劳动考勤、工资和劳保福利等。管理人事、技术档案和全院的人事统计工作。按照国家规定做好工作人员的退职、退休和离职休养工作。了解和掌握职工生活中碰到的问题，解决职工生活方面的实际困难。

4. 财务科

财务科是医院财务管理的职能部门，其主要工作任务有正确编制和认真执行医院的年度预算和季度财务计划，按规定和期限报送季度会计报表和年度决算。合理组织收入，严格控制支出，认真检查医疗收费的标准、制度执行情况。研究、掌握医疗机构业务支出活动的规律，以提高预算管理和会计核算的水平。妥善保管会计凭证、账簿、报表等资料，并按规定和期限移交档案室统一管理。配合有关部门对医院的房产、设备、家具、药品、器械等国家资产进行监督，提出改进意见。

5. 设备科

设备科是负责医疗仪器、设备的供应和管理的职能部门，又是医疗仪器设备维修的业务部门。其主要任务有拟订仪器设备购置计划，报批后组织选购。建立仪器设备档案。督促检查各科室设备使用情况，对各种设备的技术性能和维护保养提供技术指导。编制仪器设备更新计划、组织设备的安装调试，负责仪器设备的维修保养和人员的技术培训等。

6. 总务科

总务科既是一个行政管理部门，又是一个服务性的业务部门，主要任务有负责医院房产的维修，分配使用，新建、扩建工程的组织工作。负责医院水、电、气、制冷、供暖、氧气、高低压电力系统、电信设备的维修和管理等。组织管理医院绿化、美化、卫生清扫、污水污物处理、被服洗涤和太平间管理等。负责病人和职工的伙食供应及厨房管理。

第二节　医院的组织管理与人员编设

一、医院的组织和机构

（一）医院组织机构的基本概念

1. 组织

组织是由许多功能相关的群体所组成的，具有统一组织目标和组织行为的有机体。其是领导者为实现一定目标而对下属进行影响和控制，将人、财、物、信息在一定时空内合理配置的行为过程。组织是构成社会生产的第四要素，它不同于生产物质要素的特点在于：组织要素不能以生产物质要素取代，而劳动手段和劳动力等物质要素具有可换性，组织要素是能使生产物质要素合理配置并使其效益增值的要素。在现代化生产中，组织要素在提高效益方面的作用日益显著。

2. 组织功能

组织功能是组织体在实现组织目标的活动及其与社会环境的相互作用的过程中展现出来的社会特质。它包含以下相互制约的四个功能：第一，建立合理结构的功能；第二，有效地指挥组织体内各单位有序活动和运转的功能，以实现组织目标；第三，消除组织内矛盾和功能损耗，协调各单位间关系的功能；第四，在组织体内实现其目标活动中，使输入的信息和产生的观念、意见、反映在组织体内有效地传递、沟通和统一的功能。

3. 组织结构的类型

（1）线性结构

这是组织发展初期的一种结构类型。它是一种垂直的、逐级的领导结构。第一级的领导人管第二级，第二级的管第三级，以此类推。这里上下级和同级之间的关系明确，各级组织的数目由下而上逐渐减少，级别和职权从下而上逐渐增高，是一种线性的结构。这种结构的优点是机构简单、责权分明、指令统一、决策迅速，可以把整个系统统筹起来。但这种结构亦将面临许多问题：①系统的环境复杂，外界因素变化多端，领导者需要掌握多种学科知识和实际经验，系统的内部联系也十分复杂，所需知识面广。因此，大集中（集权）较为困难。②系统的业务规模大，管理层次多，做出正确判断和决策很不容易。③这种集权制会使高级管理人员忙于日常事务，以致没有时间研究带有全局性的问题。

（2）线性参谋结构（线性职能结构）

这是线性结构的一种改型结构，即在线性结构的基础上加上一个参谋机构，或者若干职能部门。这些部门向领导提供情况（信息），帮助进行决策，根据领导意图直接向下属科室布置任务和反馈信息。这样就得以在保持统一领导的前提下，由职能部门（参谋机构）分担主管者的部分工作。目前我国医院中的办公室、信息科、人事科、财务科、医务科、护理部等就是这样一些职能机构。

（3）矩阵结构

矩阵结构也称纵横交叉结构，它是在线性参谋结构及线性结构的基础上，又增加一个横向的领导系统。这样就包括了上下向的按"指挥—职能"的领导关系，以及横向的科室之间按"协作—目标"相互联系的两个方面。这个结构的优点是便于各部门的联系。矩阵结构一般是两维的，即纵横交叉，在一个平面上，但也可以由多个单位（如医院的分院、公司的分公司、科研机构的分支）联系起来，即成为多个平面"二维"的联合，组成三维的矩阵结构，以上对三种组织结构的情况分别做了说明，而在实际工作中常是几种结构结合使用的。目前大多数医院都是线性职能结构与矩阵结构并用。

4. 组织的原则

（1）专业化分工的原则。

（2）统一指挥的原则。

（3）层次的原则。

（4）职责与权限一致的原则。

（5）例外的原则。

（6）能级原则和新陈代谢的原则。

（7）有效管理范围的原则。

5. 医院组织成效

医院组织成效是指组织、目标达到的程度，它包括了个人、集体和组织的工作成效。影响组织成效的主要因素有：①管理工作成效；②直接的影响因素，如技术、人事、信息和材料；③环境的影响因素，如经济、社会、政治和法律，组织的外界环境是许多压力的来源。

这些压力都可能会大大影响管理工作，而管理环境还充满着不稳定的因素，这就要求管理人员必须做到两个适应，在计划、组织和控制时，一方面要适应不稳定的因素；另一方面还要适应组织所处的环境。因此，管理人员要提高对外界环境的洞察力，辨别清楚组织周围环境的特征和特性。

6. 医院组织机构的特征

医院组织机构具有静态特征、动态特征、心态特征和生态特征四大特征。

7. 医院组织机构的功能

医院组织机构对医疗卫生事业发展的促进是通过它所完成的功能来实现的。医院组织机构的功能包括指导功能、管理功能、服务功能、协调功能、监督功能和保卫功能六大功能。

（二）医院组织机构的设置

1. 医院主要构成部门

医院主要构成部门，一般可分为诊疗部门、医技部门、护理部门、管理部门和党群部门等。

诊疗部门包括内、外、妇、儿、中医、五官等医疗科和急诊科，预防保健科。由这些部门进行住院、门诊、急诊和预防保健等工作。诊疗部门是医院主要的业务部门。医技部门包括药剂科、营养科、放射、检验、病理、麻醉、手术、理疗、体疗、消毒器材供应、功能检查及窥镜室等。医技部门以专门技术和设备辅助诊疗工作的进行，为诊疗工作服务。护理部门包括临床护理（又分为病房护理、门诊护理）、保健护理和医技部门护理。在护理部统一领导下的护理工作体系。管理部门包括行政管理部门和业务管理部门两个方面。行政管理部门包括人、财、物的管理，业务管理部门主要是指医疗、护理等管理部门。党群部门主要包括党委、工会、共青团等党群组织。

2. 医院管理辅助组织

在职能科室之外，可根据需要设立各种管理委员会，作为管理辅助组织，它们的主要功能是：部门之间横向协调；参谋咨询；民主管理、集思广益。它们对于组织和推动医院某一方面的管理起着重要作用，往往是职能部门所不能代替的。委员会（或"小组"）有长期存在的，也有临时设立的。

医院的各种必备委员会有以下几个类别。

（1）学术委员会：在院长的领导下，对医院技术建设、教育培训、科学研究、新业务开展、技术标准的规定、业绩考评等业务进行管理，并进行技术咨询工作。

（2）医疗事故鉴定委员会（医疗安全委员会）：鉴定医疗事故，讨论防止医疗不安全因素。

（3）药事管理委员会：审定本院用药品种，开展临床药学研究，管理药品的质量。

（4）病案管理委员会：拟定病案书写及管理标准，统一疾病及手术名称，审核医疗表格，检查分析病案质量。

（5）预防感染委员会：讨论拟定医院卫生学管理制度、标准，进行检查和监督。

（6）医疗监督委员会：由所在地区有关部门的代表和基层合同单位的人员组成，对医院的医疗护理质量、服务态度、医德医风、收费管理进行监督。医院对委员们提出的批评和建议应认真落实，并及时给予答复。

（三）医院的病床编设

1. 病床编设

我国医院管理的实践证明，医院病床的编设，城市综合性医院以不超过 500—600 张为宜。病床少了不利于专科发展，在经济上也不合算。有专科特色和重点发展需要的省市医疗中心及医、教、研、防业务需要，专科设置应该齐全，病床可适当多一些，但从管理优化考虑，一般不宜超过 1 000 张病床。

2. 医院门诊量与病床的比例

原卫生部于 1978 年颁布的《综合医院组织编制原则试行草案》规定医院病床数与门诊人次（日）比例以 1∶3 作为正常比例界限，是符合我国实际情况的，比较恰当。国外有的文献认为，病床与门诊人次达不到 1∶2 的比例，则病床就会收不满病人。当然医院开设门诊的目的，不只是为了病床收满病人，而是为了满足广大病人医疗需要。目前我国的实际情况是，在城市的较大医院里病床与门诊比常常超过 1∶3 甚至达 1∶4 以上，致使医院工作忙乱，难以应付，不利于提高医疗质量，应研究杜绝上述现象。门诊主要是一般疾病较多，故应发挥基层医疗单位的作用，并加强医院与基层的联系，实行分级医疗。

二、医院的人员编设

（一）医院人员编设的原则

1. 医院人员编制的特点

（1）系统性

我国卫生事业单位按照所承担的任务、性质不同，分为医疗机构、预防机构、科研机构和教学机构系统。各系统都有各自的编制法规和方法，核定编制员额。

（2）法规性

医院人员编制属于准法规的范畴，具有法律的效力。这就是说，一方面凡正式下达的编制，除编制主管部门外，任何单位或个人都不得擅自变更或突破；另一方面是指人员编制自身具有法的形式，这主要是指医院人员编制必须经过有权制定编制法规的机关批准，并以正式文件下达，任何一级业务行政部门不得擅自更改或修改其编制标准。

（3）递增性

我国医院的人员编制标准，根据我国社会经济发展和科学技术进步的速度以及人民对医疗保健要求不断提高的程度，有逐步递增的趋势。比如，目前医院人员编制的扩大，以临床医疗、设备维修、医学生物工程方面的技术人员增加较为明显。因此，医院人员编制不是固定不变的，它将随着客观条件的变化而有所增减。

2. 医院人员编设的原则

（1）任务需要原则

医院人员编设主要是依据医院所承担的任务。医院担负着医疗、保健、预防、康复等各项业务工作，以及教学、科研等业务，而当前的医疗业务工作又都离不开物理、化学、电子、计算机等专业工程技术，必须有医生、护士以及具有医务技术、生物医学、工程技术及后勤支持等各方面的人员。此外，影响人体健康的因素还涉及心理社会环境等多方面，医院还须有心理学家参与工作。凡有工作需要的地方都须设置相应的职位和工作人员，而且不能人浮于事、因人设事。

（2）能级原则

这是指人员的能力要与职位相适应。医院的各级职位都应聘任具有相应能力的人员。能力和职级要相当，不能滥竽充数。以医师为例，现在一般分为主任医师、主治医师和住院医师三级，各级医师在业务技术上都要符合其职位所规定的要求。不能以住院医师来顶替主治医师或主任医师，也不应让主治医师去做住院医师的工作。

（3）合理结构原则

这指的是人员数量（队伍人数）和工作任务的比例结构要合理。医院应按编制配齐人员，对不足的人员要研究解决办法。合理结构还包括在职务、职称的比例上，全院高、中、初三级人员的比例也应合理。

（4）编设原则

在人员设置方面，除了要遵守上述各项原则外，还须考虑效益原则。这主要从以下两个方面加以管理：一是要按任务需要编设人员，不要人浮于事；二是按能级相应的原则编设人员，不要聘用高于该职位能级的人员。如财务科（或其他部门），处长要主持全面工作，一般应是高级人员，使与其职位相称。

（5）动态原则

现代科学技术和医学都是不断发展的，当前高科技突飞猛进，医院的科技面貌日新月异，如自动化的信息处理、电子病历、信息高速传输即是一例，为了适应变化的条件，人员的编设也必然随之增减，新设专科须新聘人员。在日常工作过程中，人员也是不断流动变化的，如续聘、增聘、辞退、晋升、调动职位等也是经常发生的。

3. 医院人员的职类和职种

根据我国医院组织机构、体制、任务、职能分工以及医院现代化的要求，我国医院的职类大体可分为四类，即卫生技术人员、工程技术人员、工勤人员、党政管理人员。

（1）卫生技术人员

卫生技术人员是医院的主体，是完成医疗任务的基本力量。医疗防疫人员（包括中医、西医、卫生防疫、寄生虫病防治、地方病防治、工业卫生、妇幼保健等）的技术职称为：主任医师、副主任医师、主治（主管）医师、医师（住院医师）、医士（助产士）、卫生防疫员（妇幼保健员）。

药剂人员（包括中药、西药）技术职称为：主任药师、副主任药师、主管药师、药师、药士。

康复人员职称为：康复主任医师、康复副主任医师、康复主治医师、康复医师及作业治疗师（士）、理疗医师（士）、言语治疗师（士）。

其他技术人员（包括检验、理疗、病理、口腔、同位素、放射、营养、生物制品生产等）的技术职称为：主任技师、副主任技师、主管技师、技师、见习员。

护理人员的技术职称为：主任护师、副主任护师、主管护师、护师、护士、护理员。

行政职务有科主任、护理部主任、护士长。

教学医院的卫生技术人员，除授予医疗技术职称外，还授予教授、副教授、讲师、助教等教学职称。

（2）工程技术人员

医院工程技术人员是随着医院逐步现代化而增设的职位。他们的主要任务是：对医院建筑装备、设施进行规划、选择、维护、监视和研制，以保证医院各种现代化装备与设施的正常运行。医院所需要的工程技术专业大体上有：生物医学工程、医疗设备工程、建筑工程、机械工程、康复工程、电子、供电和电器设备、水暖、制冷和空调、净化处理、电子计算机、医疗器械、核子设备、激光、计量等专业。其技术职称定为：高级工程师、工程师、助理工程师、技术员。

（3）工勤人员

工勤人员（包括炊事人员）种类繁多，可根据实际需要设置。

炊事人员的技术职称是：一级厨师、二级厨师、三级厨师、炊事员。

（4）党政管理人员

党政管理人员包括行政业务管理人员及党群工作人员，行政业务管理人员是医院工作的指挥和管理人员。设院长、副院长及行政业务科室的主任、副主任、科长、副科长、秘书、干事、管理员、文书、收发员、打字员、档案员、挂号员等。

医院管理是一门科学技术，其技术职称与医疗技术人员职称相同。

信息资料管理部门：统计人员职称有高级统计师、统计师、助理统计师和统计员。

财务人员专业职称为高级会计师、会计师、助理会计师、会计员。

党群工作人员专业职称为高级政工师、政工师、助理政工师、政工员。

4. 住院医师

住院医师是医疗防疫人员的初级技术职务，是指担负住院伤病员诊疗的临床科医师。其主要职责是：在本科主任领导和上级医师的指导下，具体负责伤病员的诊断、治疗和抢救工作，完成检诊、查房、抢救、治疗、手术、病历书写和病人出院准备，以及参加值班、门诊、会诊和出诊工作，参加临床教学，指导进修实习生工作，参加科研，开展新业务、新技术和中西医结合工作，总结经验撰写学术论文。

5. 主治医师

主治医师是医疗防疫人员的中级技术职务。通常是由医师晋升的。在医院门诊、急诊、临床、麻醉、医技等各科室的主治医师，因工作性质不同，其职责也不尽相同。但共同的主要职责是：在本科主任领导和主任（副主任）医师指导下，分担本专业的诊疗、预防、教学和科研工作）参加查房、门诊、会诊、出诊、手术和值班，解决复杂疑难病症的诊疗技术问题，参加重危病员的抢救，担任教学，指导和培养住院医师及进修、实习医师学习、运用国内外先进诊疗技术，开展新业务、新技术、科研和中西医结合工作，总结经验，撰写学术文章等。

6. 正、副主任医师

正、副主任医师是医疗防疫人员的高级技术职务。通常是由主治医师晋升的。在医院门诊、急诊、临床、麻醉、医技等各科室的主任（副主任）医师，因工作性质不同其职责也不尽相同，但共同的主要职责是：在本科主任领导下，负责指导并参与全科医疗、预防、教学和科研工作，指导重危、疑难病例的抢救和治疗，解决本科复杂、疑难技术问题，指导下级医师的业务技术工作，帮助下级医师提高专业理论和技术操作水平，培养主治医师解决复杂疑难技术问题的能力，指导进修、实习医师的技术培训，学习运用国内外先进的医学科学理论和诊疗技术，掌握本专业技术发展动态；参与并指导下级医师开展新业务、新技术科研和中西医结合工作，总结经验，撰写学术文章。

7. 正、副主任护师

正、副主任护师为护理人员高级技术职务，其与正、副主任医师及正、副主任药师等技术职务相平行。为医院护理专业的学科带头人，其职责是在护理部的领导下、进行护理理论研究，技术指导和教学及科研工作。负有提高护理质量、发展护理学科的任务。应具有丰富的临床护理实践经验和护理理论知识以及科研成果。能对主管护师、护师、护理进修人员进行业务指导和教学工作，解决专科护理疑难问题，开展新业务、新技术，善于总结护理经验，撰写论文，协助护理部加强对全科或全院护理工作的领导。

8. 主管护师

主管护师是护理人员的中级技术职务。通常是由护师晋升的。在医院门诊、急诊、临床、麻醉、医技等各科室的主管护师因工作性质不同其职责也不尽相同。共同的主要职责是：在本科主任、护士长领导和主任（副主任）护师的指导下，进行护理、护理教学和科研工作，承担难度较大的护理技术操作，协助护士长进行护理管理；参加重危伤病员的抢救和专科特别护理，制订重危、疑难、大手术伤病员的护理计划，指导护师（士）实施身心护理；参加护理查房，解决较复杂，疑难护理问题，担任护理教学，指导进修、实习护士的培训，运用国内外护理先进技术，开展新业务、新技术和护理科研，总结经验，撰写学术论文，按照分工，做好病区物品、卫生材料的管理。

9. 护师

护师是护理人员的初级技术职务。通常是由护校（中专）毕业后，临床工作以后晋升的，或医学院校护理专业（大专）毕业后任命的，主要从事临床护理、临床带教和护理管理工作。其主要职责是：协助医师进行各种诊疗工作，负责采集各种送检样本。在上级护师指导下，制订护理计划，书写护理病历。参加护理教学，承担进修、实习护士的临床带教工作。开展新业务、新技术，参加护理科研。按分工负责药品、卫生材料、被服、办公用品的领用、保管和统计等工作。

10. 护士

护士是受过中等护理专业教育获得毕业文凭者，熟练掌握护理专业所需的医学知识，基础护理和一般专科护理知识的技能，并且有一定的卫生预防工作能力的初级卫生技术人员。主要在医院和其他医疗预防机构内担任各科护理工作。护士之称系为 1914 年第一次中华护士会通过，并沿用至今。护士职责是在护士长领导下和护师指导下，认真执行各项护理制度和技术操作规程，做好基础护理和专科护理工作，配合危重病人的抢救护理工作，协助医师进行各种诊疗工作，负责卫生知识宣教，或负责地段内的一般医疗处理和卫生防疫工作。

（二）医院人员编设的方法

1. 确定劳动量的基本方法

（1）工时测定

是指对完成某项工作任务全过程的每一环节必须进行的程序和动作所耗费时间的测定。工时测定是确定劳动量的最基本的方法。

（2）工时单位

是指完成某项工作任务所耗的平均工时，通常以分钟为单位计算，称工时单位。

（3）工时单位值

每人每小时完成的工时单位称工时单位值，用工时单位/人、以小时表示。工时单位值是分析人员劳动效率的单位值，理想的工时单位值为每小时 45 个小工时单位，亦可认为每个人在每小时内有 45 分钟的有效劳动即为较理想的劳动效率。

（4）工时的测定方法

工时直接测定可按以下步骤进行。一是确定被测定者能正确地、熟练地掌握测定项目的操作技术和方法。二是列出所测项目的全部必需的操作步骤。三是用秒表测定每一步所需时间（最好精确度达 1%），每步骤所耗时之和称为总工时。四是根据个人经验或不同时间反复测定，找出所测项目的误差的百分比加减。凡易造成误差的测定过程，可取其平均值。

2. 人员编制比例

综合医院病床与工作人员之比，根据各医院规模和担负的任务分为三类：

（1）300 床位以下的，按 1∶1.30—1.40 计算。

（2）300~500 床的，按 1∶1.40—1.50 计算。

（3）500 床以上的，按 1∶1.50—1.60 计算。

3. 护理人员和助产士的配备

护理人员包括护士和助产士。护士和护理员之比以 3∶1 为宜。

病房护理人员担当工作量不包括发药及治疗工作在内，发药及治疗工作每 40—50 床增加 3—4 人。

门诊护理人员与门诊医师之比为 1：2。

住院处护理人员与病床之比为 1—1.2：100。

急诊室护理人员与病床之比为 1—1.5：100。婴儿室护理人员与病床之比为 1：3—6。

注射室护理人员与病床之比为 1.2—1.4：100。供应室护理人员与病床之比为 2—2.5：100。观察床护理人员与观察床之比为 1：2—3。手术室护理人员与手术台之比为 2—3：1。助产士与妇产科病床之比为 1：8—10。

以上部门每 6 名护理人员另增加替班 1 名。

4. 医技人员的配备

检验人员：检验师与病床之比为 1：100—120，其他检验人员与病床之比为 1：30—40，血库工作员与病床之比为 1：120—150。

药剂人员：药剂师与病床之比为 1：80—100，其他药剂人员与病床之比为 1：15—18，中药炮制、制剂人员与病床之比为 1：60—80。

放射人员：放射医师与病床之比为 1：50—60，技术人员与器械台数之比为 1：50—100。

营养人员：营养人员与病床之比为 1：100—130。病理人员：病理人员与病床之比为 1：100—130。

麻醉人员：麻醉人员与手术台之比为 1—1.5：1。口腔科技人员，根据需要在编制总数内编配。

第七章 医院的人事档案管理

第一节 人事档案概述

一、人事档案

（一）人事档案的定义及其基本含义

人事档案是国家机构、社会组织在人事管理活动中形成的，记述和反映个人经历、德才能绩、工作表现的，以个人为单位集中保存起来以备查考的文字、表格及其他各种形式的历史记录。

人事档案是历史地、全面地考察了解和正确选拔使用职工的重要依据，是国家档案的重要组成部分。我国的干部（公务员）、职员、工人、学生（从中学开始）、军人都建立了人事档案，其主体是干部和工人档案。

人事档案主要来源于一定单位的人事管理活动。"所谓人事，并不是指人和事，而是指用人以治事，主要是指人的方面，以及同人有关的事的方面"。人事档案就是国家在用人治事，以及处理与人有关的事情所形成的文件材料。如为了解员工的基本情况，布置填写履历表、登记表、自传；对员工进行鉴定、考核和民主评议，形成鉴定书和考核材料；在用人过程中，形成录用、定级、调资、任免、升迁、奖惩等方面的各种文字、表格材料。

人事档案是反映个人经历、思想品德、业务实绩、个性特点、专长爱好等情况的原始记录，真实反映一个人的客观面貌。人事档案中的自传、履历表、登记表，是个人经历、思想演变、家庭与社会关系的反映；历年的鉴定，记载着个人不同时期表现和组织的评价；入党、入团、提职、晋级等材料，是个人在党和组织的教育培养下成长的佐证；政治与工作情况的考核、考察、奖惩与科研成果的登记等方面的材料，是个人政治表现、工作能力、成绩贡献、技术专长的展现。所以，人事档案是个人情况的如实记载的记录。

人事档案是处理完毕的具有使用价值和保存价值的文件材料。人事管理活动中形成的文件材料，凡是决定归入人事档案的，必须是完成了审批程序，内容真实，完整齐全，手续完备，有查考价值的材料，以保持人事档案的优化状态。

人事档案是以个人姓名为特征组成的专卷或专册。它的内容和成分只能是同一个人的有关材料，才方便查找利用。假如一个人的材料被分散，就无法正确反映该人的全貌，影响对其全面评价。如卷内混杂了他人的材料，就会因张冠李戴而贻误工作，造成不良后果。

上述人事档案的定义，指明了人事档案的来源、形成原因、内容范围、价值因素和以个人为单位的形式特征。它既揭示了人事档案的本质属性——历史记录，也提出了如何识别和判定一份文件材料是否属于人事档案的标志。

（二）人事档案的特点

1. 现实性

人事档案是由组织、人事、劳动部门以现职人员和离退休人员为单位建立的，由专门反映员工个人情况的文件材料所组成。它涉及的当事人，绝大多数还在不同岗位上工作、生产或学习。组织、人事、劳动部门为了考察和正确使用员工，要经常查阅人事档案，了解其经历、德才和工作业绩，以便将其安置在最适合的岗位上，充分发挥其聪明才智。现实生活中，用人就要先看档案，已成为必要的工作程序。作为依据性的人事档案，有时会对一个人是否使用、如何使用起着决定性的作用。但是，人事档案是"昨天"的历史记录，而它反映的对象——人，又是每天都在发生变化，谱写自己的历史篇章。为此，档案人员需要跟踪追迹，及时补充新材料，使档案既能反映某人的历史面貌，又能反映现实状况，达到"阅卷见人"或"档若其人"的要求。反映现实与具有现实效力和作用，是人事档案的重要特点之一。

2. 真实性

人事档案的真实性，与一般意义上所说的档案的真实性还有一定区别。档案的真实性有两方面的含义：一方面，档案从总体上说，是由社会实践活动中形成的文件材料转化来的，是历史的沉淀物，客观地记录了以往的历史情况，无论从内容和形式都表现出原始性，是令人信服的证据；另一方面，从具体的每份档案材料来说，由于人们认识水平的局限性等原因，有一部分档案所记载的内容并不真实，甚至是恶意歪曲与诬陷。但档案毕竟是历史上形成的，即使是内容不真实，但仍表达了形成者的意图，留下了当事人的行为痕迹，反映了当时的情况，仍不失其为历史记录而被保存下来。所以，档案的真实性是相对的。人事档案的真实性，有着特定的含义。从个体来说，每一份档案材料从来源、内容、形式等方面都必须完全可靠和真实。凡是来源不明、内容不实、是非不清的文件材料都不能转化为人事档案，即便已经归档也要剔除。从整体上说，要求一个人的人事档案应完整系统，既反映过去，又反映现在，纵可以提供个人成长的道路，横能勾画出全方位概貌。真实性是人事档案的生命，是人事档案正确发挥作用的基础和赖以存在的前提。

3. 动态性

历史在发展，社会也在向前进，每个员工的情况也在不断发生变化。人事档案从建立之日起，就是动态的而不是静止的。一方面，由于人事档案涉及的当事人，每时每刻都在谱写自己的历史，各方面都在发生变化，因而决定了人事档案必须根据当事人情况的变化而不断增加新的内容、补充新材料，以适应人事管理的需要。比如一方面，学历的变化、能力的提高、职务和职称的晋升、工作的新成就、工作岗位的变化，以及奖励、处分都应及时记载并收集有关材料归档，直至逝世（有的职工举行告别仪式的报道消息、讣告、悼词装入本人档案），这才意味着收集补充材料工作的终止。另一方面，人事档案随着人员的流动而不断转递，人到哪里，档案就转到哪里，"档随人走""人档统一"，是管理人事档案的一条原则，也是人事档案发挥作用的必要条件之一。转递不及时，会出现人档分家，发生"有档无人"或"有人无档"的现象，影响单位对工作人员的了解、培养和使用。人事档案也因对象的下落不明而成为"无头档案"的死材料。总之，人事档案从建立到向档案馆移交前，始终处于"动态"之中。

4. 机密性

人事档案是组织上在考察和使用员工活动中形成的，记载了员工的自然情况（姓名、出生年月、民族、籍贯、简历、学历、家庭情况、社会关系、政治表现、个性特点、专长爱好等），学习、工作、科研成就、考核与奖惩等。它既涉及有关工作的重大事项，又有公民的隐私。由于人事档案涉及国家机密和个人私生活的秘密，在较长时间内必须保密，应建立严格的管理、利用制度，确保国家机密的安全，切实维护个人隐私权不受侵犯。

（三）人事档案的一般作用

人事档案是考察、了解员工的重要手段。一个员工的工作与生产实践活动、思想言行、政治、业务水平，以及个人素质都被记载下来，跃然纸上。人事档案有助于组织上根据每个人的特点，提出培训、录用、升迁等建议，达到"因材施教""量才录用"，调动人才群体的积极性。

人事档案是做好组织、人事工作不可缺少的依据。组织、人事工作的根本任务，是知人用人，应做到知人善任，选贤举能。知人是善任的基础，要想知人，就要全方位地了解人；既要了解其德，又要了解其才；既要了解其长，也要了解其短；既要了解其过去，更要了解其现在。了解的方法，除直接考察这个人的现状外，还必须通过人事档案掌握其全面情况。实践证明二者的有机结合，收效颇佳。人事档案是澄清个人问题的凭证。人事档案是个人历史与现实的原始记录，它可以为落实人事政策，调整工资级别，改善生活待遇，确定或更改参加工作、入党、入团时间及解决个人历史上的遗留问题等，提供可靠的线索或凭证，是查考、了解和处理问题的依据。

人事档案为人才开发提供信息和数据。组织、人事部门通过使用人事档案，从中探索人才成长规律，提高人事管理科学化水平，开发人才资源，适应社会对人才的广泛需求。

人事档案是编写人物传记和专业史的宝贵史料。人事档案内容丰富、数量巨大，有较高的史料价值。它是研究党和国家人事工作，研究党史、军史、地方史、思想史、专业史、撰写名人传记的珍贵资料。人事档案是组织、人事部门形成的，其中许多材料是当事人的自述，情节具体、事情真实、时间准确、内容翔实，是印证历史的可靠材料。

二、人事档案工作

（一）人事档案工作的基本任务和人事档案管理部门的职责

人事档案工作是用科学的原则和方法管理人事档案，提供档案信息为组织、人事工作服务的一项工作。人事档案工作是组织、人事工作的重要组成部分，也是国家档案工作的组成部分。它是为贯彻执行人事工作路线、方针和政策，选贤举能，知人善任，为社会主义现代化建设服务的。

人事档案工作的基本任务是：根据改革开放新形势下组织、人事工作的需要，加强人事档案材料的收集归档工作，完善管理体制，搞好队伍建设，做好基础工作，进一步改善保管条件，努力提高科学管理水平，保障提供利用，有效地为组织、人事工作服务，为社会主义现代化建设服务。

人事档案管理部门的职责是：①保管人事档案，为国家积累档案史料；②收集、鉴定和整理人事档案材料；③办理人事档案的查阅、借用和转递；④登记员工的职务、工资和工作变动情况；⑤为组织、人事工作提供人才信息，为有关部门提供员工情况；⑥做好人事档案的安全、保密、保护工作；⑦调查研究人事档案工作情况，制定规章制度，搞好人事档案的业务建设和业务指导；⑧推广、应用人事档案现代化管理技术；⑨定期向档案馆

（室）移交死亡员工的档案；⑩办理其他有关事项。

（二）人事档案工作的管理体制

人事档案工作实行集中统一和分级负责的管理体制。人事档案是人事管理活动的历史记录，是开展人事工作的必要条件，管理人事档案是人事工作自身的需要，是组织、人事、劳动部门的职责，人事档案应由各级组织、人事、劳动部门集中统一管理。我国现行的人事档案的管理体制是：工人档案由所在单位的劳动（劳资）部门管理，学生档案由所在学校的教务或学生工作部门管理，军人档案由各级政治（干部）部门管理。干部档案则按干部管理权限集中统一管理。各级组织、人事部门有明确的管理权限，分管哪一级干部，就管哪一级干部的人事档案，做到"人档统一"。这一原则，在地（市）以上是完全适用的，但在县以下的单位（包括县委、县府直属单位），管的干部少，大多只有几十人，有的甚至只有几个人。单位小，档案少，无专人管理，不具备保管条件，严重影响了干部档案的安全保密和业务建设。

我国人事档案工作，目前仍实行分块管理，干部档案工作的领导与指导，由各级党委的组织部负责；企业职工档案工作由所在企业的劳动职能机构负责，接受劳动主管部门的领导与指导；学生档案工作由所在学校的有关部门负责，由教育主管部门领导与指导；军人档案工作由各级政治（干部）部门负责领导与管理。除军人档案工作外，上述3项档案工作均已纳入全国档案工作管理体系，由各级档案行政部门，按《中华人民共和国档案法》等有关规定，进行宏观管理和协调工作。

（三）人事档案工作机构

每管理1 000人的档案须配备一名专职干部，有业务指导任务的单位，要配备相应的业务指导人员。县级以下实行集中或相对集中管理档案的单位，根据上述原则应当配备专职人员。不需要建立机构的单位，必须配备专职或以干部档案工作为主的兼职档案工作人员。

（四）人事档案工作人员的素质

人事档案工作人员在人事档案建设和管理工作中承担着十分繁重的任务，应具备较高的政治素质和业务素质。为此，《干部档案工作条例》对人事档案工作人员提出以下要求：

热爱本职工作，忠于职守，刻苦钻研业务，提高业务水平和工作能力，积极为人事工作服务；严格遵守《中华人民共和国档案法》和保密规定，保护档案的安全，不得泄露档案内容；坚持原则，严格按照档案管理工作的各项规章制度办事；工作调动时，必须做好档案和档案材料及业务文件等的交接工作。《干部档案工作条例》提出的要求，全体人事档案工作人员都必须严格遵守与执行。人事档案工作干部要刻苦学习，积极钻研业务，努力提高自身的政治素质、完善职能结构，适应人事工作和人事档案工作发展变化的需求。

第二节 人力资源管理理论的形成过程

人力资源管理是在传统的人事管理基础上产生的一种新型的管理科学和管理制度。它产生于知识经济初露端倪的历史时期，同时吸收了经济学、管理学、社会学及现代科学技术的研究成果，把传统的人事管理制度推向了一个新阶段。人类社会已经步入 21 世纪，在新的历史时期，人力资源管理工作日益显现出一些新特征：责任在加重、地位在攀升、体制在调整、制度在创新、职能在转变、模式在变革、领域在延伸、对象在扩展、方法在探索、行为在规范。分析人力资源管理理论的发展过程，有助于深刻理解和把握人力资源管理的历史和现状，对未来的发展趋势做出科学的预测。

一、中国古代文化中的人力资源思想

中国古代有许多成功的管理经验，也形成了丰富的、独具特色的管理思想。中国古代文化中非常强调人才在政治统治和社会治理方面的重要作用，曾经提出了"以政为人""贤者在位，能者在职""明政无大小，以得人为本""历代治乱不同，皆系用人之得失"以及孔子的"举贤才"、墨子的"尚贤"、孟子的"尊贤使能"、管子的"争天下者必先争人"、荀子的"尚贤使能"等积极主张，都反映了初期的人力资源管理意识。从古代的诸多思想中，可以归结出如下三点。

（一）在人和物两要素的比较中，人的作用是第一位的

比如，春秋战国时期，人们直观地认为，构成一国实力的基本要素是土地、城郭、民众和贤人。人们认为，土地靠坚固的城郭来保护，城郭靠民众来守卫，而民众则要靠贤人来组织和指挥。归根结底，贤人是起决定作用的。要图存谋强，首先必须得人，得其人，才能广其士，坚其城，众其民。人是构成国家实力诸要素中最重要的一个要素，是一个国家兴衰成败的决定性因素。

（二）对人进行管理，强调协调一致

《孙子兵法》注重人员的组织、指挥、协调和监督，认为"凡治众如治寡，分数是也"，把人员按照编制（裨、卒、伍建制）组织起来，每一种编制都按照一定的数组织，正确地运用组织力量。分数已定，就用"道"教育士卒，用纪律、军法统一步伐，作战时，"夫金鼓旌旗者，所以一人之耳目也，人既专一，则勇者不得独进，怯者不得独退，此用众之法也"，"故善于用兵者，携手若使一人"。依靠金鼓旌旗等信息指挥工具来统一指挥，统一行动，指挥协调得当，统率三军如同指挥一个人那样。这些组织指挥的原则与现代管理的主要职能相比较，确实有"古为今用"的价值。

（三）重视教育，高度评价教育在培养人才中的重要作用

春秋时期的政治家管仲说："一年之计，莫如树谷，十年之计，莫如树木，百年之计，莫如树人。一树一获者，谷也；一树十获者，木也；一树百获者，人也。"这就是"百年树人"这一著名论断的原始表达。这一论述告诉我们：培养人也同"树谷""树木"这些生产活动一样需要"投入"，而且需要比"树谷""树木"更大的投入；培养人比之"树谷""树木"有大得多的收益，用现代的话来说，就是教育的投入有着十倍、百倍于"树谷""树木"的"回报"。这可以说是世界上最早的、用最朴素语言表述的"教育经济学"和"人力资本理论"。在中国古代，无论是王者还是霸者都必待贤人而成名，因而非常重视人才的发现、举荐和选拔，同样也非常重视人才的教育和培养。汉朝董仲舒认为：平时不抓教育培养而欲得到贤人，就好像不雕刻而使玉石显出文采一样，主张用高等教育来培养优秀人才。被列宁誉为中国 11 世纪改革家的王安石认为：人必须经过教育培养方能成为人才，而教育培养人才"亦教之、养之、取之、任之有其道而已"，把教、养、取、任这几个环节看作是互相联系的一个整体，这可看作是人力资源开发与管理系统工程的最早表述。中国古代重视教育的主张与今天的人力资源开发理论虽然有很大的差距，但作为人力资源理论的渊源是当之无愧的。

二、我国人力资源开发与管理理论的形成

我国卫生人力发展的基本策略是"总量控制、结构调整；全面提高、重点建设；改革创新、科学管理；适应市场、合理配置"。为了保证卫生人力发展总目标的实现，今后一个阶段，国家将采取以下措施：更新观念，加强领导；控制总量，调整结构，实现卫生人力资源合理配置；深化人事制度改革，创新人才管理机制；加强对人才建设的财政支持，

拓宽投资渠道；采取综合措施，加强学术技术带头人队伍建设；建立和实施管理人员岗位培训和持证上岗制度；大力加强西部人才开发，为西部人才开发做几件实事；加强农村卫生人才和社区卫生人才建设；加快卫生人才市场及人才信息网络建设；改革和发展医学教育；加强中医药人才队伍建设；加强对全国卫生人才建设的监督与指导。

到目前为止，我国的人力资源开发与管理是健康的、富有生气的。它始于学者和实际工作者的理论研究，尔后进入政府部门的决策系统，成为行政决策的重要依据；而政府部门的行政决策，又极大地扩大了人力资源开发与管理的理论影响和实践价值。这不仅把人力资源研究推向更新的广度和深度，而且造就了包括实际工作者和理论工作者在内的研究队伍。因此，我国人力资源开发与管理研究虽始于 20 世纪 80 年代，但发展迅速，成果显著。

人力资源开发与管理的目的是有效地发挥人力资源的作用，因为只有通过使用，人力资源才有可能由内在的财富转化为能满足人们需要的社会财富，由可能的生产力转化为现实的生产力，由精神的东西变为物质的东西。人力资源的有效开发、合理配置、充分使用、科学管理是人力资源开发与管理的根本目的和历史任务。

第三节　医院人事档案管理的沿革

一、医院人事档案管理的沿革

（一）传统的医院人事管理

在传统的计划经济体制下，医院管理体制行政化，在人事制度上，医院具有行政单位相应的行政级别，而行政级别又决定事业单位人员的地位和待遇；实行以身份管理为主要特征的单一化的干部人事制度；事业单位无权确定编制和选择人员类型，不能按"公开、平等、竞争、择优"的原则自主录用和辞退人员。

我国的医院组织机构是以政府主办的医院为主，与集体主办的医院相结合；以公有制医院为主体，个体和民营医院为补充。以下论述主要围绕占主导地位的政府主办的医院进行。

医院的人事制度是与我国经济、政治体制和卫生体制、干部体制相联系、相适应的。在高度集中的计划经济体制和干部管理体制下，医院逐步建立起一套用管理党政机关干部的模式来管理医院工作人员的人事管理制度。这种人事管理制度对促进我国卫生事业的发展曾起到过积极作用。但随着改革的不断深入，其弊端也日益显现出来，主要表现在：第一，缺乏科学的分类。第二，缺乏用人、择业自主权。医院没有用人自主权和激励员工的分配权，员工没有选择职业和岗位的自主权，常常是一次分配定终身，不利于人员积极性的发挥和优秀人才的成长。第三，管理办法单一。第四，管理制度不健全。第五，人员流动不畅，平均主义严重。

在医院人事管理职能上，体现为协调职能和上传下达的直线职能，主要是采用严格的制度、命令式和简单式的监督。人事管理也主要是人事档案管理，如记录员工的进出、岗位的变动、职务的升降、工资的增长等，或者是一种"反映性管理"，如某人有困难，通过反映得到解决等。总的来说，传统的医院人事管理忽视员工的主观能动性和自我实现的需求，是一种被动的、缺乏创造性的管理模式，基本上是一种操作性很强的具体事务管理。因此，医院人事管理部门在决策中的地位并不突出。

（二）医院人事管理的改革过程

随着我国整体性人事制度改革的逐步开展，事业单位在领导体制改革、管理体制改革、任用制度改革、专业技术聘任制度改革、工资分配制度改革等方面都取得了一定的进展，积累了一定的经验，主要表现在：①改革事业单位的领导体制，逐步推行行政首长负责制。凡实行院（所、站）长负责制的单位，院（所、站）长都处于中心地位，有生产经营权、机构设置权、用人自主权、分配决定权，这样有利于调动院（所、站）长的积极性，有利于统一管理、统一指挥，也有利于提高决策速度和工作效率。②改革经营管理制度，实行以承包为主的多种经营管理制度。③按照竞争择优原则，实行多种形式的用人制度。在行政领导人员的任用方式上，采取委任、聘任、公开招聘、竞争上岗等多种任用方式。引入竞争机制，增强了民主程度和群众参与程度，并由主管部门与被聘任者签订目标责任期合同，实行目标管理责任制。在院长以下人员的任用方式上，也采取了多种形式的聘任制度；对副院长的聘任和对中层干部的聘任，大部分由医院自主决定，由院长依据一定程序，择优进行聘任；对于专业技术人员，医院普遍实行了专业技术职务聘任制；工勤人员则实行了工人技术等级考核制度。有的医院在内部用人制度上实行了聘用合同制，院长与中层管理人员、中层管理人员与一般人员层层签订聘任合同。④改革和完善专业技术职务聘用制度。

（三）现阶段医院人事档案管理的实践

人事档案管理改革的核心是引入竞争机制，改革的目的是建立与市场经济体制相适应的、符合卫生工作特点的人力资源管理体制和运行机制。

目前我国卫生人事制度改革已经取得了一些新进展，主要体现在：①实行医院人员聘用制度。人员聘用制度是目前事业单位人事制度改革的基本内容，按照科学合理、精简效能的原则设置岗位、按岗择人，以公开招聘、考试或者考核的方法进行聘任，并根据国家有关规定确定岗位的工资待遇；卫生管理人员实行职员聘用制，可以采取直接聘任、招标聘任、推选聘任、选任、考任、委任等多种任用形式，实行任期制和任前公示制；卫生专业技术人员实行专业技术职务聘用制，深化职称改革，实行从业准入制度，评聘分开，淡化评审，强化聘任，医院自主决定高、中、初级专业技术职务岗位的设置；工勤人员实行聘用合同制，根据职业工种、技能等级、实际能力等条件，竞争上岗、择优聘用。②分配制度改革。分配制度改革主要有如下要点：技术作为重要的生产要素参与分配；按照岗位聘任职务发放工资；实行绩效工资制度；拉开奖金档次，奖金按系数分配，根据职工的技术职称、风险责任、完成工作的数量和质量、医德医风等因素确定系数。③实施人事代理制度：人事代理制度是一种新型的人力资源管理方式，医院与人才中介机构签订人员代理协议书，将医院在职职工的人事档案全部转入人才中介机构管理，实现了医院职工从"单位人"向"社会人"的转变，为实行全员聘用合同制奠定了基础。

二、目的与意义

（一）人事档案工作是医院人事管理的重中之重

医院人事档案是以个人为单位集中保存的，内容包括反映个人经历、政治思想、德才能绩、工作表现等方面的文字、表格及其他各种形式的历史记录。它是个人参与社会方方面面活动的记载和自然情况的真实反映，是医院及上级机关全面地、历史地考察和了解一个人的依据，也是人事管理工作的重要组成部分。人事制度改革应切实加强医院人事档案管理，提高档案利用率，确保档案材料真实可靠，更好地为医院选拔和使用人才提供翔实的依据，是医院人事档案工作的重中之重。

（二）人才培养是一项任重而道远的任务

人力资源是医院提升服务水平的关键，是医院最重要的资源。21 世纪的竞争，归根结底是人才的竞争，而人事档案是人才信息的重要载体，是人才的主要信息来源。准确完整的人事档案是选用人才的重要工具，只有以与时俱进、开拓创新的精神管好用好档案，全面掌握人才情况，开发人才资源，才能为医院的现代化建设做出更大的贡献。通过提高医院档案管理人员的综合素质，加强人事档案规范化管理，医院人事档案管理慢慢走上了规范化、科学化的轨道。总之，医院档案管理工作者素质培养是一项任重而道远的任务，我们要不懈努力地为培养和造就一批高素质的医院档案工作人员队伍而奋斗，使医院档案工作发展适应未来信息社会发展的需要。

（三）人事档案是医院选拔人才的重要参考依据

医院的人事档案是多方面的基础和依据，如人员的聘用、调动、职称评定、职务任免、工资调整、退休等。实行科学有效的人事档案管理，有利于医院合理配置人力资源，有利于医院制订出切实可行的专业技术人才发展规划，是医院选拔人才的重要参考依据，同时实施科学的人事档案管理工作还能提升医院形象，增加医院的经济效益和社会效益。

（四）人事档案工作是医院建设的重要环节

人事档案管理属于特殊专门档案，是对了解个人依据的全面性、历史性的诠释，是党组织、人事工作及人事管理中必不可少的重要组成部分。人事档案管理是医院建设的重要环节，记录了医务人员的基本资料、社会关系、业务素质、意识行为、政治道德、工作情况、惩处奖赏等，真实地反映了医院个人整体情况，为医院领导提供各类人才资料及用人基础，对医院人才开发资源具有重要价值。

三、作用与特点

（一）个人经历

医院人事档案是对个人经历、政治思想、品德作风、业务能力、工作表现、工作实绩的记载，是重要的人事信息资源，也是合理配置人力资源的重要依据。加强人事档案管理，充分发挥医院人事档案管理作用，是促进医院人事制度改革，有效配置人力资源、促进医院发展的有力保证。人事档案及管理在医院人事管理工作中起着不可替代的关键作用，同时在医院发展的其他方面也发挥着特有的重要作用。

（二）真实记录

人事档案是组织人事部门的一种专门档案，是在人事管理活动中形成的，记述和反映一个人经历和德才表现等情况，以人头为单位集中保存的、备查考的原始记录。人事档案是个人历史的真实记录和个人本来面目的客观反映，是做好干部人事工作不可缺少的基础材料。如实际工作中经常遇到年龄、工龄、学历和待遇等方面的问题，就要通过充分发挥档案的历史效能，坚持以档案为基准，以历史材料为依据，对照政策，认真核对，及时准确地为相关职能部门提供有价值的信息，为正确解决问题提供第一手资料。

（三）用人依据

切实做好人事档案管理工作，对医院人事制度改革过程中选拔聘任干部提供资料起到重要作用。随着卫生改革的不断深入，能否优化卫生人力资源配置，是否有一支现代化、知识化、年轻化、专业化的干部队伍，是每个医院面临的首要问题，这就需要人事部门借助于人事档案及其管理工作对有关人员的年龄状况、学识水平、知识结构、政治思想素质、业务工作能力和主要工作经历等，有一个合乎实际的了解和掌握，以达到知人善任和人尽其才。

（四）重要凭证

在日常工作中，人事档案的服务功能还体现在能为医务人员提供历史公正的凭证，可以为干部职工出具历次任职、工资变动、社会关系、党团关系、专业技术职称、学历层次等，为晋升工资、职称评定、解决待遇等提供有价值的重要凭证。

（五）人才库

一份完整的人事档案，可以提供一个医务人员成长的系统而全面的信息。通过对不同类型的人事档案材料进行研究分析，可以从中发现人才成长的某些特点和规律，对于发现人才、识别人才、培养人才和使用人才，都具有十分重要的意义。如在本院引进人才过程中，除进行业务考核外，还对其本人档案研究考察，以了解更多的信息。此外，还可以主动向有关部门推荐优秀人才，把资料库变成人才信息库。人事档案管理是按照科学的原则和方法进行整理、分类、保管的，为组织人事工作提供服务的一项专门性工作，是人事管理的重要组成部分。因此，加强人事档案管理，充分发挥人事档案的资源优势，更好地为选拔和使用人才提供真实可靠的材料，就显得尤为重要。

（六）伴随人的一生

从内容上看，人事档案反映着一个人的经历、能力和品德等信息，是一个人本来面貌的客观反映。从作用上看，人事档案具有重要的凭证价值和参考价值。它能为组织人事工作的决策提供重要的依据，为合理分配使用人力资源提供可靠的依据。它是一个人享受各种社会待遇的凭据，如果没有档案，一些权益就无法得到保障。

（七）档即其人

人事档案是经有关人员审核、签字和盖章等手续而处理完毕的，是对人事管理工作有使用价值和保存价值的凭证材料，也是员工个人经历、思想品德、业务工作能力和工作状况等方面的原始记录，是一个人本来面目的如实反映。因此，可以说"档"如其人，甚至是"档"即其人。

四、对策及建议

（一）加强领导

医院领导要增强档案意识，把人事档案工作列入重要的议事日程上来。针对医院实际情况，制订人事档案工作规划，对档案工作提出具体的工作目标。同时将档案工作作为年终考核和评比的一项重要指标，以体现档案工作的重要性；配齐配强管档干部，要把政治素质高、事业心强、文化程度高、身体好的人员充实到档案管理岗位；在硬件设施上，加大投入，确保档案管理设施的标准化；开展人事档案重要性的社会人文教育，宣传人事档案工作有关的方针政策，提高全员的档案意识。人人认识到档案是与自己息息相关的，具有使用和保存价值的重要材料，从自身做起，重视档案，实事求是地填写每一份档案材料，提高规范归档意识。

（二）收集工作是基础

规范档案管理人事档案工作是人事管理工作的组成部分，琐碎繁杂，要有一定的制度来制约，除了严格遵守医院人事档案管理规定外，还要结合人事管理工作实际和现实需要，形成本部门的实施细则和制度。比如人事档案收集制度、材料鉴别归档、转递制度、检查核对制度、保管保密制度等。只有有了健全的制度，工作起来才能有章可循，忙而有序。人事档案材料收集是人事档案工作的基础，是人事档案工作的重点和难点，为了保持人事档案的常新与完整，必须经常地、及时地做好收集工作，以充分发挥人事档案的效用。根据当前新的用人观点，要注重这几方面材料的收集：反映工作能力、技术专长、工作业绩、学识水平、品行性格、身体状况的。在收集材料时，注意不能只注重领导干部材料的收集，而忽视普通职工材料的收集：及时收集的同时，要认真整理、细致鉴别收集的材料。通过对归档材料的鉴别，判断材料真伪和保存价值，最终确定能否归入人事档案。

对于不符合要求的材料要及时退回：限期纠正再归档，确保材料的齐全完整。

（三）加强考核监督

主管医院人事档案工作的领导，要对医院人事档案保管进行监督，定期考核。对合格的予以奖励，不合格的给予一定的惩罚；针对人事档材料中一些有组织主观评议的材料，个人认为可以交由档案当事人和人事档案管理部门两方面共同审核和确认，目的是对组织和个人双方负责。给予个人适当的知情权，加强了对人事档案信息真实性的监督，一定程度上促进了人事档案的作用，更重要的是加大了个人对人事档案的关注度，从而提高了个人的档案意识。人事档案工作是一项政策性和业务性较强的工作，档案管理工作水平的高低、质量的优劣，一定程度上取决于档案工作者的素质。要有计划地组织档案管理人员参加档案业务知识以及计算机应用知识的学习，不断进行知识更新，增强管档意识，提高自身专业化水平。学习《档案法》等相关的法律法规，提高档案管理人员的政治觉悟和法律观念。档案管理人员要有爱岗敬业精神，脚踏实地干好本职工作，多动脑筋，勤于思考，有所创新。根据人事工作和其他工作的需要，做到主动参与，主动服务，充分发挥人事档案工作的作用。建立一支素质较高的人事档案管理队伍，是新形势下做好档案工作的前提和保证。实现档案工作的科学管理并非只是档案部门的工作，它需要方方面面的努力和支持。干部人事制度改革的深入，给人事档案工作带来了挑战的同时，也提供了在改革中创新和前进的机遇，档案工作者要抓住时机，不仅从制度上更新，还要从观念上更新，走出人事档案所存在的制度困境，积极探索人事档案现代化管理的新模式。

（四）为医院服务

医院人事档案的建立要长期坚持、专人负责、不断收集与完善，注重内容的完整和实用性，为医院服务、评价、使用人才提供准确、及时的有价值信息。由于医院人事档案工作具有其内容繁多复杂等特点，因此要建立健全岗位责任制度、明确职能、提高档案的归档率，做到主动与科室和个人联系，收集各种材料、表格等，这样不仅提高了临床科室的工作效率，也有利于档案材料的质量，及时解决材料中存在的问题。要增强领导的档案意识，把档案管理纳入重要议事日程，并作为医院发展的重要内容来抓，与医院、业务建设同步规划、同步发展；要增强医院职工的档案意识，使他们充分认识到档案的重要性，认识到档案与自己日常工作和生活的密切关系，更好地支持档案管理工作。加大法治力度，认真贯彻和宣传《档案法》《档案法实施办法》，通过开展各种普法教育活动，进一步增强领导干部和档案人员的档案法治观念，提高依法行政、依法治档的管理水平。要利用医院院刊、下发学习资料等形式来加强档案法规的宣传，或者组织人员参加上级部门举办的法制教育培训，同时建立奖罚制度，对违反《档案法》的行为做到发现一件，查处一件，达到教育全院的目的。

医院作为高层次人才密集的场所，对人才要求也就更加迫切。医院人事档案管理是以人事制度和人事政策为工作指导方针，科学地建立和管理人事档案，是发现人才、识别人才、培养人才、使用和管理人才必不可少的重要途径。

第八章 现代医院的人才招聘与绩效管理

第一节 医院人才的选拔与培养管理

一、医院人才招聘管理系统的优化

（一）招聘管理系统的优化设计

招聘管理系统结构上主要分为招聘信息管理、招聘考核管理及招聘考核评估三大平台。

1. 招聘信息管理平台

招聘信息管理平台主要为应聘者提供应聘工作的相关功能，包括用户管理和单位管理两个模块。

用户管理由账号管理、简历管理、查看招聘进度及打印准考证三个单元组成。在保留账号管理和简历管理两大传统模块的基础上，增加了查看招聘进度及打印准考证。应聘者登录个人账户后能及时查看招聘进度，通过简历筛选者可自行打印准考证。

单位管理由招聘信息发布、岗位信息管理及招聘考核通知三个单元组成。招聘信息发布后招聘专员根据岗位要求在岗位信息管理模块中进行简历搜索和简历状态设定。完成简历筛选后，招聘专员可将简历状态设定为审核通过和审核不通过。通过简历筛选的，以短信和邮件告知应聘者自行登录系统打印准考证参加招聘考核；未能通过简历筛选的，则作为人才储备。

招聘信息管理平台的实施，使医院与应聘者在招聘过程中始终保持顺畅的沟通状态，在一定程度上弥补了招聘信息不对称的问题，让招聘工作更加快捷、高效。

2. 招聘考核管理平台

招聘考核管理平台主要协助用人科室顺利完成招聘考核工作，包括制订招聘考核计划、招聘考核评价及招聘考核成绩管理三个模块。招聘专员根据各用人科室的应聘情况制订总体的招聘考核计划，包括面试、理论和技能考核时间安排，再以短信、邮件形式发送给科室负责人。负责人打开邮件进入考核管理平台后可查看考核时间安排及应聘人员简历信息。待负责人反馈时间安排后招聘专员按照计划启动招聘考核程序，招聘考核评价在面试考评单元基础上增加技能考核考评单元。招聘专员设计好技能考核评分表后发送至各科室负责人账号，由科室自行组织技能考核。招聘考核成绩管理单元主要实现考评分数汇总、计算功能。系统支持 Excel 格式的数据导入，招聘专员将理论考核成绩导入管理单元，自定义各项招聘考核环节。分数系统会自动进行分数匹配、汇总、计算及排名，考核结果可以 Excel 表格呈现出来。

招聘考核管理平台的实施使人事部门和用人科室在考核过程中降低了内部沟通成本，全自动化的业务流程处理不仅有效缩短了招聘考核周期，更提高了考核结果的准确性。

3. 招聘考核评估平台

招聘考核评估平台主要通过分析招聘数据为医院提供招聘决策，包括报表分析和招聘效果评估两个模块。招聘专员可灵活定制不同类型的分析报表，如用数量指标分析应聘生源、应聘人数、初试人数、复试人数与录用人数；用效率指标分析招聘周期、初试通过率、复试通过率；用招聘成本指标分析招聘有效成本、人均招聘成本，即时生成自定义报表，开展招聘效果评估。利用分析报表的数据，对各项指标进行横向和纵向的对比分析，总结出同一年度不同岗位的招聘效果及不同年度同一岗位的招聘效果，检验招聘工作的有效性。招聘考核平台的实施有利于医院找出各招聘环节中的薄弱之处，有助于改善与优化后续招聘工作。

（二）招聘流程再造与优化

1. 细化工作分析

工作分析是对组织中某个特定工作职务的目的、任务或者职责、权利、隶属关系、工作条件、任职资格等相关信息进行收集与分析，以便对该职务的工作做出明确的规定，并确定完成该工作所需要的行为、条件、人员的过程。各医院在具体操作时可结合岗位内容、技能要求、综合素质等方面进行分析，编写岗位说明书。

2. 制订招聘计划

招聘计划的好坏直接影响医院招聘工作的成效，清晰明确的招聘计划是招聘工作有章可循、有序可行的前提。完整的招聘计划应包括招聘人数、招聘渠道、招聘时间、考核方案、专家组成员、费用预算、招聘宣传等方面。招聘计划应以医院人才发展规划为指导，科室需求为参考。

3. 成立招聘专家组

专家组成员由院领导、医院专家评委、科室专家评委三方组成，这样可避免科主任"一言堂"，同时利于对应聘者进行横向比较。各场次面试专家成员应从该学科群的核心组成员中随机抽取，尽量避免人情关系，确保招聘工作的公平、公正。

4. 设计表格

科学设计应聘人员登记表、面试评价表和面试结果汇总表。应聘人员登记表主要反映求职者的基本情况，可补充简历中个人信息的不足。面试评价表主要对照岗位要求，对应聘者仪容仪表、教育背景、工作经历、人际沟通能力等方面进行百分制比重设置，以便面试专家进行结构化面试。面试结果汇总表用于面试评价信息记录汇总，方便人事部门对所有的应聘者进行总体评价，决定最终录用。

5. 信息发布与接收

发布招聘信息除利用好医院官网外，还应选择一些知名度高、影响力大、关注群体多的网站。此外，可充分利用新兴宣传工具如微博、微信等平台进行招聘信息发布，获得更多优秀人才的关注。招聘信息发布后就进入简历接收与筛选阶段。招聘系统的研发使用可节约时间，提升效率。

6. 考核招聘考核分笔试、面试和实操考核三个环节

随着招聘工作的专业化发展，在笔试前可增加心理测评环节。心理测评是一种比较先进的测试方法，是指通过一系列手段，将人的某些心理特征数量化，衡量个体心理因素水平和个体心理差异的一种科学测量方法，包含能力测试、人格测试和兴趣测试等。通过对应聘者的性格及职业兴趣测试，可将其作为能否胜任工作岗位的参考因素。

笔试试题的质量直接决定笔试环节的成败，笔试内容应经各科室专家撰写，教育处评估，专家建议修正调整等程序后予以确定。此外还须注意笔试题库的知识更新，每年组织科室专家撰写学科最新理论、技术相关题目。

根据结构化程度，可将面试分为混合式面试、结构化面试和非结构化面试三种。不同人员招聘，应采取不同的面试方式，从而达到事半功倍的效果。例如，对医师、护士和医技等专业人才的考评，可采取半结构化面试方式，既可通过结构化问题了解应聘者的基本情况，又可以通过开放性问答考查其他综合能力。

临床医技人员还应进行实操考核，实操考核可反映应聘者的临床操作能力。由于每个应聘者实习医院或毕业学校要求的差异，导致实操水平各有高低。

7. 背景调查

"用人德为先"，对于肩负救死扶伤职责的医务人员，良好的职业品德比医疗技术更为重要，因此背景调查在医院招聘工作中应重视。背景调查是指通过从外部求职者提供的证明人或以前工作的单位收集资料，核实求职者个人资料的行为，是一种能直接证明求职者情况的有效方法。应届毕业生通过加盖学校公章的就业推荐表，即可完成调查。对于有工作经历的应聘者，可从人事档案中进行核实。

8. 体检

体检目的是为了确定应聘者的身体是否健康，是否适合所应聘岗位及工作环境的要求，是人才招聘中的最后一个测评。新职工入职体检除常规检查外，还应对不同岗位人员进行有区别性的检查，如从事影像放射工作人员，由于影像工作环境必然会受放射性的影响，就须进行特殊的检查。

9. 培训

新员工入职培训的内容应包含医院组织机构、规章制度、远景规划、福利报酬、学科专业发展等各方面，培训方式除讲座、授课、观看影片外，还可融合拓展训练等先进培训方式。通过拓展训练，可增进新职工间的相互了解，增强团队合作意识，产生医院文化认同感。

10. 信息储备库

人才信息储备库资料包含通过招聘系统接收的简历、招聘候选人的各项考核记录，以及由于各方原因导致未能成功应聘的优秀人才备案。构建人才信息储备库应把握三点：一是加强与医院高层的沟通，了解医院战略发展方向；二是加强与科主任的联系，及时获知科室人员需求；三是对医院当年的人员离职情况进行汇总分析，包括离职原因、离职时间、离职科室等。

11. 评估总结

招聘工作结束后，应对招聘工作的全过程进行活动评估、经验总结。招聘评估包括针对招聘费用的成本效益评估、针对录用人员质量的录用人员评估以及针对招聘合格率和新职工满意度的招聘工作评估。通过评估，总结优秀经验和教训，可促进招聘工作日臻完善。

二、医院人才的选拔

（一）转变传统招聘观念，理顺招聘工作思路

1. 积极沟通，保证人才引进工作的针对性和实效性

招聘工作作为人力资源系统的一部分，其作用在于选人，如何选择正确合适的人对医

院的影响是十分大的。结合医院实际和各大招聘专场的举行时间，人事部门提前将《人才引进计划表》下发各科室，及时了解及汇总各科室的人才需求情况，包括需求人员类别、人数、学历、专业、工作经验要求等。汇总科室的需求后，人事部门还根据医院的实际情况和发展趋势进行初步分析，并结合科室的编制情况和人才队伍梯队配置情况与各科室进行积极沟通，最后编制详细的年度人才引进计划提交医院讨论。招聘工作不是人力资源部单个部门的工作，需要各个部门的通力协作才能顺利进行，人事部门在工作中始终与各科室保持紧密的沟通，认真做好人事招聘与配置工作，保证了人才引进的针对性和实效性。

2. 工作细致，树立"为求职者服务"的思想

医院是提供医疗服务的场所，每一位应聘者不论能否成为医院的一员，都可以通过努力使他们成为医院的认同者或者宣传者。因此，必须在工作中树立"为求职者服务"的思想。对收到的每份求职简历，无论是电子邮件、信件或其他方式的简历，我们均第一时间进行分类整理并登记，在进行资料筛选与确定初试时间后，提前通知应聘者，便于其做好相应的准备。我们的初试一般是面试，由于种种客观原因，大部分应聘者都有在面试等候区长时间等待的可能。因此，我们尽可能在应聘者到达等候区时告知其面试的具体事项和时间安排，给应聘者简单介绍医院的情况、发展趋势，加深应聘者对医院的了解与印象。同时，对等待时间长的应聘者耐心地加以解释和关心，比如交流互动、提供茶水等。通过细致的工作、贴心的服务感染每一位应聘者，使他们受到充分的尊重，从而接受、认同医院的理念和文化。

（二）扩展招聘渠道，提高招聘效率

1. 针对性选择招聘渠道，吸引各层次人才

近年来，医院的招聘渠道主要是常规的网络招聘和现场招聘，并且逐步形成了"网络招聘宣传先行，现场招聘为主，人才推荐为辅"的招聘模式。将相关岗位的招聘信息适时地发布在专业的医学论坛上，尽量做到多渠道宣传。另外，根据年度的人才引进计划积极参加各大院校的医学专场和综合专场的招聘会、不定期大型人才中心组织的校园招聘会等，现场收集应聘简历，并与应聘者进行沟通交流，扩大对医院的宣传。对于一些急缺人才，医院主动联系专业对口的院校，请导师推荐，同时也接受本院或外院的专家或同学推荐，做到多渠道吸引人才。

2. 联系对口专业学校，建立长期合作关系

学校有培养学生并推荐就业的义务，医院因发展需要逐步扩大员工队伍，和学校保持长期合作关系是招聘工作的长远目标之一。医院应整理重点医学院校的名单，并与之取得

联系，在短时间内建立了良好的合作关系。通过到学校办招聘讲座和在校园网络发布招聘信息等方式扩大医院人才引进的宣传力度，为医院选拔高素质人才打下良好的基础。

（三）细化工作环节，确保招聘流程科学合理

1. 合理确定考官队伍

为了能对考生的综合素质进行考查，了解和对考生专业知识和业务能力进行全面考核，面试考官组由医院分管领导、本院专家、人事部门领导、科主任组成，面试选拔事项包括人员基本素养、外语水平、专业知识、科研能力等方面的内容。考官队伍的合理确定保证了面试公平公正，使各环节高质量、高效率地完成。

2. 合理认定人才

基于胜任力的医院人才招聘与选拔体系是医院人力资源管理的重要环节。

我们按每个岗位1：3—1：2的比例确定面试人选，筛选的时候从重点院校、专业对口、成绩突出和科研能力强等几个方面进行筛选，先由用人单位对简历进行筛选，再报人事部门。对于特别优秀的人才，在征得本人同意的情况下，可以同时参加多个岗位的面试；而对于没有达到比例要求或者没有合适人选的，我们也宁缺毋滥，放弃面试，尽可能吸纳优秀人才。

3. 科学公平面谈面试

医院的面试采取面谈的形式进行，包括"自我介绍、考官提问、互相交流"三个环节。考官提问要求提1—2个专业问题，也可就应聘者的个人情况进行了解。同时，应聘者对医院或科室，甚至工作岗位需要更多了解的也可以在面试过程中提出来。总而言之，面谈面试在一种轻松和谐的气氛中进行，能够较好地达到增强沟通、深入了解的目的，也可彰显医院吸纳人才的诚意。

4. 科学确定拟录取人员

面试结束后，每个考官进行无记名打分，由人事部门汇总面试情况并计算面试分数，经医院领导讨论研究后，确定拟试人员名单。试用期为2周，试用后由科室3名专家进行考核评分。人事部门汇总面试成绩和试用成绩，再交医院讨论研究以确定录取人选。

人才招聘是医院人力资源管理工作的基础，是促进人职匹配、人尽其才的关键。如何吸引更多的高层次人才，如何做好医院的人事招聘和配置工作，是我们今后的一项长期而艰巨的任务。

三、医院人才的培养

（一）人才效益性的认识

医院人才培养首先深刻认识投资与效益的关系。不难理解，医院人才的知识转化可给医院带来显著的经济收益与社会效益，但值得注意的是这些效益的产生具有间接性与长期性的特点，加上医院管理者任期制影响，一些医院往往对人才培养存在短期效益的思想与行为，采取医院人才的"拿来主义"（主要靠引进人才），"实用主义"（缺什么人才，引进或培养什么人才，什么时候缺，什么时候引进或培养）。人才培养缺乏规划性、目标与延续性。这必然影响医院人才培养工作的正常开展与医院远期目标的实现。所以医院人才培养应有规划性与目标性，建立完善的人才培养管理制度，并长期开展工作。

（二）实行点与面相结合的人才培养机制

点的培养，即指重点人才的培养，做法一般是从中级、高级职称的中青年人员选择重点人才苗子，其后定目标，给任务，加压力，重投资，强化品德与学术的造就。培养目标是专业学科带头人，培养目的是使其较好地掌握新技术，跟上现代医学发展的步伐，使医院保持某方面的先进性。

面的培养是培养医院人才的基础，也是最重要的方面，其理由是：其一，医院人才结构是一种由高、中、初档次医学人才互补形成的合理、稳定的能级结构，只有各级人才的合理存在，功能互补，才能发挥医院人才的最佳效果；其二，由于现代医学专业分工的精细化与病人的疾病、心理、社会因素的复杂化，使得医院人才群体性特征更显重要。医疗工作的完成有赖医院各部门之间的协调合作与有序配合。所以只有搞好面上的人才培养才能使医院功能得到正常发挥，才能提高医院总体服务水平与医疗技术水平。

（三）服务技术型人才的培养

医疗卫生工作突出的服务性要求人才培养必须改变重技术轻服务的传统观念与做法，培养相适应的具有专业技术素质与服务素质的服务技术型人才。服务技术型人才的培养必须注重两个"三基"的训练：第一，"技术三基"的训练，即通过医学专业基础、基本知识、基本技能的训练，提高专业技术素质。第二，"品德三基"的培养，这可概括为：首先，道德基础培养。培养其良好的公民道德意识与职业道德意识，培养其事业心与奉献精神，培养其集体亲和意识、个体互补意识、勤奋钻研精神。其次，法治基础教育。当前医疗卫生、法规正在逐步建立与完善，通过法制教育，尽快提高医务人员法律观念与意识，使之能自觉地依法行医，规范医疗行为已成当务之急。最后，心理、社会基础知识教育。通过医学与社会人文知识的教育，使之懂得病人心理因素的作用，掌握与病人沟通的技巧，提高服务社会、服务病人的意识与水平。

（四）注重临床型医学人才的培养

医院人才培养应面向病人，面向临床，培养大批能解决临床实际的临床医学人才。由于临床医学是一门实践性很强的学科，其人才的成长周期较长，只有在临床第一线，与病人直接沟通，严密观察疾病的发生的全过程，并坚持在诊疗工作中长期实践，不断积累，才能培养出合格的或优秀的临床型医学人才。人才培养的重要性，具体可从以下几点来着手：第一，要想充分认识临床型人才培养的重要性，强调临床能力培养与科研能力培养并重，建立严格的规范的临床培养制度，以有利于临床型医学人才的培养；第二，改革人事有关制度，建立与临床人才培养相适应的新的人事体制；第三，设想建立临床医学人才培养的双轨道模式，即实行临床专业医师规范化临床培养与临床研究生培养同时并存的两种制度。临床研究生培养以临床科研为主要方向，临床专业医师规范化培养以临床技能与水平为主要方向，临床专业医师规范化培养并且与学位制相结合。

（五）注意医院管理人才的培养

观念上，对医院管理干部常看成"脱产干部""非专业人员""不产生效益的行政干部"；人事制度上，未得到专业技术人员的同等待遇，技术职称评定缺乏专门的科学的管理制度，从而产生了轻视医院管理、不安心医院管理的现象，影响了医院管理人才的正常培养。尤其在新的形势下，医院运行机制上明显的市场性与经营性，以及内涵建设上的质量效益的要求，使医院管理作用更显得重要。只有搞好医院管理人才的培养，搞好医院科学管理，才能使医院各系统功能放大，提高医院的医疗技术水平，医疗服务水平，才能给医院带来明显的社会效益，才能使医院的正常经营与发展得到保障。

新时期医院管理人才培养工作应做到：第一，充分认识管理人才在医院经营与发展中的作用与地位，使管理人才培养工作的重要性成为共识；第二，把管理人才的培养纳入医院人才培养的规划之中，选择有医学专业基础，有管理素质的人员，进行有计划的目标培养；第三，改革人事管理制度，建立管理人员科学的技术职称评定制度，同时注意提高管理人员的生活待遇与薪酬待遇。

第二节　医院绩效管理体系的构建与创新

一、医院绩效管理的要素

（一）医院绩效的定义

世界卫生组织解答了什么是医院绩效，同时在构建卫生绩效评价框架过程中加入了健康性、反应性和公平性的特点。根据国内外学者对医院绩效的研究结论，可以将医院绩效管理概括为业绩和效率两部分内容。

目前，我国医院提出了医院绩效管理的公益性和社会责任性。在绩效管理过程中通过设定考核目标明确管理方向，通过绩效考核规范医院管理者与被管理者的行为，通过绩效的反馈和应用对医院绩效管理过程中不合理的地方进行纠正，使绩效管理方向与医院整体战略目标保持一致。在绩效考核过程中运用绩效管理工具制定考核指标，绩效考核是绩效管理的核心部分。

（二）医院绩效管理的特点

在医院绩效管理过程中，如何平衡医院的经济效益和社会效益是一个难点，过度注重经济效益会使医院为了创收制定超额工作量标准，医生为了自身利益加大病人的开单量与检查种类，医院出现乱收费现象，这都是过度注重经济效益所无法避免的。而过度注重社会效益对于差额拨款和自负盈亏的医院来说，收支的不平衡使得医院无法维持正常运转，医疗服务人员积极性降低，医疗服务水平下降。所以，对于医院来说，找到医院经济效益与社会效益的平衡点是绩效计划制订的关键。

1. 绩效管理的公益性

医院在其发展过程中由于缺乏科学有效的管理体系，改革遇到了诸多问题。一些医院单纯以科室收支结余和工作量来核算科室绩效奖金，会导致科室偏重于经济利益，服务性和公益性无法体现，长此以往会出现医院乱收费，加重患者负担。经济性和社会性是制定其绩效管理办法的标准。

2. 绩效管理注重成本控制

政府投资医院的目的不是累积利润，企业的利润主要用于所有者和经营者之间的分配，而医院主要用于医院的公益性投入。医院要同时重视服务质量和医疗水平，才能保证医院长远发展。绩效管理通过指标考核等改善医疗水平和服务态度，因此医院需要科学的绩效管理。对于医院自身来说，为了维持其正常运转，需要满足医疗服务者的需要，通过绩效管理激励员工提供优质的医疗服务，绩效管理要充分体现以人为本的思想。

3. 绩效管理的社会责任性

医院绩效管理不同于企业，企业追求经济利益最大化，将经济性放在第一位。医院应该将社会责任放在首位，经济效益放在次要位置，不仅要注重其公益性，还要注重其社会责任，以病人为中心提供基本医疗服务，构建出科学的绩效管理体系。关键指标法让医院从单一注重经济指标转变为更加注重服务质量指标。

（三）国内医院绩效管理现状

1. 以人事管理为目的的年度考核

每年年终，由人事部门发放《事业单位人员年度考核登记表》，员工根据自己本年度的工作表现写出全年总结，科务会成员根据个人总结和民意测评情况考核员工，对员工给出"优秀、良好、基本合格、不合格"的考核结果，医院考核组最终根据考核标准确定每位员工的评价。

2. 以经济管理为目的的考核

随着医院奖金制度出现，很多医院都制定了经济管理考核制度，医院根据考核制度以及各科室的收支结余情况核算科室绩效奖励，对于不同科室考核标准有所差异，将医院考核公平性与特殊性有机结合，达到考核的一致性。

3. 以绩效管理工具使用为标志的现代绩效管理

随着经济的发展，原始的绩效管理工具已经无法满足医院管理者的需要，管理者开始探索新的管理方法，通过学习国内外先进范例，越来越多的医院管理者了解了平衡计分卡、关键指标法等工具和方法，如何将先进的绩效管理工具与医院绩效管理结合成为管理者的新难题。

当前，我国绝大多数医院着重于经济效益，通过收支结余核算绩效奖励，以奖励的方式激励员工努力工作，这种方式促使医院增收减支，但过度地追求经济效益，会忽视医院长远发展，无法提高医疗服务水平，导致不合理用药的可能性，医院的战略目标无法实现。我国医院重点在于工作量的考核，对于服务水平与服务质量的不够重视使得患者投诉较多，医疗服务者简单地认为只要病人的病痛痊愈就完成了工作，没有意识到服务质量的重要性。

二、医院绩效管理应关注的问题

（一）准确分析医院实施绩效管理前的现状

根据医院实行绩效监管的实施过程，绩效监管的标准围绕投入成本、利润结算、工作质量等完成情况展开，绩效审核倾向完成标准的情况是否达到预期计划，属于追加和暂时的判断，没有关注医院决策计划以及持续发展，不能够从根本上解决医院的管理体制问题。

平衡计分卡的重点是机构的决策，按照机构进行决策方案的刻画，围绕财政收支情况、企业规划实行步骤、业务对象、专业培训和个人发展四个维度展开，制定机构的重要业务完成情况评价标准，构造绩效监管体系，机构的决策方案在机构的每个组成单位分别做逐步细化和实施。平衡计分卡的实用性表现在它可以把计划目标与业务实施进行综合，进行整体评价，既关注决策计划又重视实施步骤，既有完成决策计划的持久性，也包括实施步骤的暂时性，兼容了主观能动性与客观事实性，这些特点都为方便机构融合决策方案和绩效监管两者架构统一体系，确定了方向和途径。

在综合性强、规模大、教育型医院内实行绩效监管，按照平衡计分卡的指引，整合、改进正在实行的绩效监管办法，在企业规划实行步骤、业务对象、专业培训和个人发展四个维度给以填补。评价业务实施效果及业务监管事宜时，不单单是评价计划的完成情况，还应该有实施业务的关键步骤的监管标准。

评价专业技能是一个方面，还要调查业务对象对业务实施的评价和业务完成过程中是否注重正当原则。业务对象评价标准的制定，首先要根据业务对象在接受服务时、服务后的服务质量评价。实施业务后，患者有无举报，医院机构与患者的沟通情况，提供的业务服务真正从病人的切身利益出发等。评价专业培训和个人发展这个维度，要重点评价的内容是：对于专业的攻坚性问题是否做到积极主动，并见到成效，对于承担的学科任务是否让学生从根本了解、熟练掌握，创新思想、研究新式医疗器械，拓宽业务领域，确立医疗项目，研究新式医疗框架，不断提高自己，增强学习意识，关注医疗新动态。这个维度的评价，关系着教学医院的战略决策和发展前景，所以也是评价环节中的重点。

（二）确定医院绩效管理的预期目标和计划

按照医院的进程决策计划方案，立足提升医治效果、增加策划利润、减少资本投入、提升本金效益等进行安排绩效计划方案。院方的主管人员、各个岗位责任组织负责全院的绩效计划方案、战略策划、实施方法。各个岗位责任组织和医院医务人员的任务是策划本机构部门和医务人员的绩效计划方案、战略策划、实施方法。

根据医院绩效监管的实际情况，很多医院在实行绩效监管过程中都是以资本投入、财政进出盈余等资本标准和诊治效果等定性标准作为绩效评价的依据，使用这种重视以完成情况为标准的评价方式，属于业务完成和暂时的测评，对医院计划决策及发展前途没有太多的价值。

（三）设计适合自身医院的绩效管理系统和有效的考核指标

判断某所医院监管绩效情况是怎样的，所要涉及的方面有很多，但是关键还是全面集中的评价，不能只顾某一方面。医院绩效监管考核标准大致可以由两个范围，一个是单位机构绩效考核标准，另一个是医务人员个人绩效考核标准，整个单位机构的成绩好坏关键还是成员个体的表现成绩的高低，单个成员高，那么整体就能提高。策划绩效监管考核标准要包括以下几个性质：战略特点、研究特点、延续特点、风格特点、切实特点、肯定特点。医院能够按照绩效监管的考核成绩、年度战略计划等要求，适当地进行随机安排绩效监管考核标准。综合性医院的绩效监管考核标准的内容要涵盖：最大限度地利用有限的资源满足患者对医疗方面的需求，单位时间内完成的业务量，一定的作业标准完成的劳动量，经营过程，专业技术的继续提高和改进等。

1. 社会效益

社会效益，是指最大限度地利用有限的资源满足社会上人们日益增长的物质文化需求。进行医务工作时，医院必须按照国内发展实际情况以及医疗卫生行业成长的自身特点，一直将患者的需要视为工作的第一要务，尽到社会所赋予的职责和义务，谨慎实现医疗任务到农村、一线人员到农村义务送医，到偏远山区扶植医疗工作，到自然灾害发生地区开展医疗抢救工作，还包括主动承担各种公益性医疗活动。接受意想不到的公共卫生险情以及自然灾害需要医疗抢险的工作，主动进行医疗健康知识的传播，增强全民保健能力和意识。

2. 工作效率

工作效率一般是指工作投入与产出之比，通俗地讲就是在进行某任务时，取得的成绩与所用时间、精力、金钱等的比值。在医院工作效率的考核标准涵盖以下几点：第一，在工作时间门诊部接纳的患者就诊情况，急诊部接纳的患者就诊情况，紧急病人抢救情况，患者住院和出院情况，安排患者进行手术情况；第二，每位医务人员工作日接待患者就医情况，每位医务人员成功医治患者成功人数，每位医务人员工作日内负责诊治患者人数；

第三，工作日内患者住院人数、预计平均安排病人住院人数、事实安排患者住院期限、事实患者住院情况、患者出院与住院总数所占比例、病床实际需要、病床流动情况、定时进行手术的病人提前入住情况；第四，医院门诊病人平均所付就医费、病人所付药物费、住院病人所付住院费、住院病人所付药物费、住院床位所付费用、门诊按照医院开具处方所付费用，各项标准与以往成绩对比情况。

3. 工作质量

工作质量是指单位时间内完成的业务量。在医院内包括：患者就医确诊情况、急症患者就医治愈情况、患者就医痊愈情况、传染性疾病在院内反映情况、以患者为本的诊治规则实施情况、患者病情、诊断和处理方法的系统记录、医者开出的药品记录、基本理论、基本知识、基本技能、严格要求、严谨态度、严肃作风、学习、考核、在实施救治过程中突发事件、对学员进行实地经验指导、遵守医务人员职业守则、调查患者信息反馈情况、医务人员对医院战略策划监管机构以及主管人员的信息反馈情况、病人和医务人员对医院总务处保障工作的信息反馈情况、各个专门机构科室的监管、院方的态度等等。

（四）通过绩效面谈进行绩效反馈时的技巧

医院采取绩效监管手段，现在已经具有普遍性，并且作用突出，医院领导机构都肯定这一方法。绩效评价的最终目标是关系着业务人员的切身利益，也就是工资和奖金，如果失去了这一方向评价就没有意义。实施与绩效挂钩的绩效工资、奖金等鼓励政策，增强业务人员的劳动主动性，增加劳动效果，其实这才是绩效监管实施的真实宗旨。

采取对话形式进行工作时，一定要留心谈话的思路、对策，要创设一个和谐的氛围，为最终实现协助医务人员提升效益的目标努力。评价一个医务人员的成绩要关注矛盾的不同位置，既要肯定主动积极的方面，也不能忽视需要革新的地方。因此，谈话是要自然地将这两个方面做灌输，既激发医务人员表现长处，起到榜样作用，也要督促业务人员弥补短处，积极进步。进行绩效信息反馈的阶段内，谈话还要谨慎对待，不可以非难和查办被评价人的业务和缺点，不能够要挟、恐吓，训斥，要有重点，多使用真实事例。根据事实讲道理，分析事情经过，不涉及对个人的主观判断，认真对待不足，更要追根溯源，倾听医务人员的个人意见，及时做正面疏导，防止领导利用职权，行使领导的主观判断，认真贯彻执行战略目标，营造惬意、舒服、和谐、温馨的谈话环境。

三、医院绩效管理体系的构建

（一）制定医院绩效管理目标

1. 医院绩效管理目标的内容

医院绩效目标管理是医院管理层根据医院内外形势需要，制定出在一定时期内医院所要达到的总目标。然后，根据总目标确定科室及员工的具体目标，形成一个目标体系，并把目标作为绩效考核的一种管理模式。这样就把医院战略目标转化为具体的、定量的、可操作的，在医院总目标指引下的，由科室主任负责的目标。前提是医院战略目标必须具有现实性和前瞻性。

2. 医院绩效管理目标的前提条件

医院绩效管理目标的制定必须有医院领导决策者的支持，决策层的参与可以减少制定过程中的阻力，可以协调医院各科室之间的问题。医院领导重视，以身作则，可以无形中给员工做出表率，调动大家的积极性。

3. 医院绩效管理目标的意义

医院绩效管理目标的确立能增强组织凝聚力，使科室和员工有了明确的努力方向。通过绩效考核与薪酬分配激励机制，提高员工的工作积极性；由于目标制定明确，有利于公平公正地进行绩效考核，使科室甩掉盲目攀比的陋习，把注意力集中在自身科室的发展上；通过合理的绩效管理，流程合理规范，员工满意，科室得到良好发展，病人可以得到更优质的医疗服务，从而使医院得到更好的提升，形成良性循环。

（二）医院绩效管理目标的分解及实施

1. 绩效管理目标的分解

医院绩效管理目标需要通过绩效考核指标来实现。绩效考核指标在医院绩效管理中几乎是最重要和最基本的环节，它是医院管理任务的化身和落实，也是医院各科室、员工工作任务完成情况和工作结果显示的参照系统。目标值则是其实现的程度，它是可以衡量的，也是可以控制的，通过有效的管理来加以实现。各业务科室要根据确定的绩效目标开展工作，努力完成各项绩效指标。相关院领导要及时掌握绩效计划的执行情况，就执行情况进行及时沟通，共同分析、解决执行中的问题。

2. 绩效管理目标的实施

医院要成立绩效管理领导小组，下设绩效管理组、绩效考核组和统计数据组，分别行使各自的职责和权利。绩效管理组负责制订绩效考核方案，统计分析考核结果，发布考核报告，与绩效管理领导小组协商、讨论，进行考核方案的修订和完善。绩效考核组负责制定各部门分管工作的综合考核指标并实施相应的考核工作，统计数据组负责提供数据报表。绩效管理领导小组最终负责考核结果的反馈与沟通，对于考核过程中发现的重点问题和普遍性问题，要找出原因和制订相应的解决方案，同时及时与相关科室讲解与沟通。

（三）通过绩效考核体系实现绩效管理目标

1. 借助管理工具实现医院绩效管理目标

实现医院绩效管理，需要建立一套科学合理的综合绩效考核体系，针对不同类别的科室，分别运用不同的考核指标体系对其进行综合考核，真正发挥绩效考核的指挥棒作用，促使科室实现各自预定目标，从而实现医院战略目标。平衡计分卡是实现医院绩效管理的一种有效工具，是由罗伯特·S. 卡普兰和戴维·P. 诺顿提出的一种新的绩效评价体系，也是当前我国医院绩效管理中运用较先进的一种绩效评价方法，主要从财务、顾客、内部经营过程、学习与成长四个方面综合评价业绩，运用关键绩效指标评价各科室的量化结果。

2. 制定关键绩效指标时应注意的几个问题

第一，引导性：要体现医院工作目标，紧跟医院工作重点，起到指挥棒的引导作用。第二，政策性。符合国家医院改革政策，体现医院标准化要求；第三，公平可比性：一类科室运用相同指标进行考核，体现考核结果的公平性和可比性。第四，重要性：体现运营管理、质量管理的控制重点，突出关键指标。第五，准确性：数据基本来源于 HIS、医院资源规划（HRP）等系统的自动统计，保证数据客观、准确。第六，唯一性：指标之间相互独立、不重复、不排斥。第七，可操作性：指标的数据采集较容易，具有可操作性。第八，利益相关性：统筹平衡政府、医保、医院、患者、职工各相关方面的利益。

3. 关键绩效指标及权重的确定

关键绩效指标从财务维度、流程维度、患者维度和学习与成长维度考虑制定。财务维度的关键指标可以从收入、成本、运营能力、偿债能力及发展能力为出发点；流程维度的关键指标可以从医疗质量和医疗效率等方面为出发点；患者维度的关键指标可以从患者的信任度、患者服务等方面为出发点；学习与成长维度的关键指标可以从人员结构及创新能力为出发点。然后根据医院自身情况筛选符合医院战略目标的指标，运用目标参照法、加分法、减分法等方法制定各指标的权重。

（四）做好绩效评价，实现正向引导

绩效评价是医院绩效管理的一个重要环节，由医院、部门和个人三个层次构成。医务人员是医院的主要力量，离开他们的支持与参与，绩效管理将难以取得实质性的突破。因此，建立符合医院特点的绩效考核与分配制度，关键目的就是调动医务人员的工作积极性，同时，通过绩效考核指标的正向引导，推动医院转变发展方式，转变运行机制，实现医院健康可持续发展。

医院绩效考评结果反映医院整体业绩，用于确定医院绩效工资额度。没有考核的管理是无效的管理，考核的目的是更好地进行目标管理。医院目标必须与经济效益挂钩，使得每一项目标指标都有考核。对于目标管理的结果都应及时反馈，将目标管理与绩效考核相结合，可以保障各部门有序运行，提升医院整体绩效，营造一个既能充分发挥广大职工潜能，又能大力提高医院核心竞争能力的良好氛围，使个人、科室、医院目标保持一致。

四、医院绩效管理的改革与创新

（一）医院绩效分配制度的特点

1. 实行以按劳分配为主体、多种分配方式并存的分配制度

基于绩效考核指标的建立，依据经济效益和社会效益并重的原则，将奖金分配由单一的"成本核算、结余分配"改革为以效益奖和效率奖为基本构成（效益奖约占 60%，效率奖约占 40%），结合医疗质量考核、成本控制考核、单项奖励等多种奖金计算办法的奖金分配体系。医疗质量考核主要有体现在以下三个方面：一是科室内部的各种考核；二是管理处室对各科的考核；三是上级的各种质量检查。成本考核以各核算单元可控成本作为绩效考核的重点，旨在鼓励各核算单元降低消耗，提高利润率。单项奖励是为鼓励部分重点项目的开展而实施的长久或临时性奖励，随着重点项目开展情况而存在阶段性变化。在绩效改革过程中，绩效考核与定岗定编评聘分开结合起来。

2. 实行院科两级负责制，强化科室绩效二次分配制度，细化专家职责和要求，突出科主任的管理作用

科室实行科主任负责制，通过科室绩效二次分配强化科室内部管理。科主任负责科内绩效分配，主要依据工作量和贡献大小，另外质量控制、医德医风、服务态度、科研、教学等内容也影响着绩效分配的结果。在绩效分配上，倾向于合理有效收入的增加，倾向于工作量增加，倾向于新技术、新项目开展和工作质量提高等方面。既要体现数量，又要体

现质量、数量与质量相统一。

3. 各种生产要素按贡献参与分配

改变了传统单一的收支结余分配的模式，坚决杜绝了医生的奖金跟收入直接挂钩的现象，将各种生产要素如资产投入、人才、技术等参与到分配中来，全面客观地衡量各部门的绩效情况。

4. 提低、扩中、调高，在多劳多得、优劳优得的同时注重公平的原则

在经济效益和工作效率考核的同时，注重公平的原则，在奖勤罚懒的同时让大多数人受益，使绝大多数人体会到医院的发展所带来的成就感。

5. 对行政管理部门实行岗位绩效工资制，实行定岗定编

对每一个岗位进行功能描述、任务制定、岗位绩效系数认定，不同的岗位对应不同的绩效系数，全院所有行政管理岗位一律实行公开竞聘，薪随岗走，岗变薪变，打破了过去按工龄、职称确定绩效工资的大锅饭绩效分配体制。

6. 严格绩效工资总额管理

根据核算会计期间可利用资金和医院发展规划等情况确定绩效工资分配总额，重点落实特殊岗位、重点优秀人才的倾斜措施，营造尊重知识、尊重技术、尊重人才的氛围。

（二）分配方案的组织与实施

为确保奖金分配改革顺利实施与推进，首先从组织机构上进行完善和保障。领导层面，成立医院奖金分配改革领导小组，负责方针政策的制定和重大决策。操作层面，由医院分管领导直接负责，成立由财务、人事、医务、护理、感染控制、纪检、信息等职能部门共同组成的分配管理工作小组，负责方案测算、起草、推进实施及考核。

为了进一步规范绩效分配工作，充分发挥绩效管理在医院运行过程中的积极作用，保护医院职工的工作积极性，公平公正地解决绩效分配过程中的矛盾，医院成立了医院绩效分配仲裁委员会。主要职责是对绩效分配过程中各核算单元提出的异议进行分析和评议，对各科、各单元争议事项开展调查，根据调查结果，进行裁定，定期听取科主任、护士长汇报科室二次绩效分配情况，并随机抽查其执行状况，对医院绩效管理工作进行评价。

（三）医院绩效分配改革的体会

第一，在绩效工资考核中将人均工作效率和人均经济效益作为重要考核指标，能够消除科室、部门在人员配备、设备投入等资源配置上的差异性，使绩效的考评更具有科学性和公平性。

第二，在绩效工资分配中进行综合目标考核，解决了传统的收支结余分配法极易造成科室片面追求经济效益，从而导致医疗质量下降和加重病人负担的现象。

第三，把绩效工资分配建立在科室成本核算的基础上，强化了全员成本意识，使医院更多地关注资源配置的效率。在国家对医院投入相对减少和竞争激烈的医疗市场背景下，这是医院练好内功、提升核心竞争力的重要环节，也是进一步加强和完善激励机制，向管理要效益的必然选择。

第四，实行院科两级负责制，强化了科主任的管理职能，发挥了各科室的主观能动性，减少了分配中的矛盾，使绩效工资的正向引导激励作用得到强化。

第九章 信息化建设在医院档案中的管理与创新

第一节 档案收集管理与创新

一、档案收集的立卷归档

立卷归档是档案工作的第一个环节，立卷归档工作做不好，直接影响档案管理的其他环节。立卷是将单份文件组合成案卷的工作。各单位在工作活动中形成的具有保存价值的文件材料，由单位的文书部门或业务部门整理立卷，定期移交给档案室或负责管理档案的人员集中保存，这项工作称为"归档"。

《中华人民共和国档案法》第十条规定："对国家规定的应当立卷归档的材料，必须按照规定，定期向本单位档案机构或者档案工作人员移交，集中管理，任何个人不得据为己有。国家规定不得归档的材料，禁止擅自归档。"《机关档案工作条例》第十一条规定："机关应建立健全文件材料的归档制度。凡机关工作活动中形成的具有保存价值的文件材料（包括党、政、工、团以及人事、保卫、财会等工作中形成的文件材料），均由文书部门或业务部门进行整理、立卷，并定期向档案部门归档。机关领导人和承办人员办理完毕的文件材料应及时交有关部门整理、立卷。"

文件归档是指各单位处理完毕的具有保存价值的文件，经文书部门或承办部门整理立卷后，定期向档案室或档案人员移交的过程。在一个具体的单位中，文件归档是一项涉及文书部门和档案部门两个部门的工作。文书部门在文件归档中主要做的工作是对处理完毕的文件进行鉴定和整理；档案部门在文件归档中要做的则是接收文书部门移交的案卷。

（一）归档制度分析

在我国归档工作已成为一项制度。《中华人民共和国档案法》规定："对国家规定的应当立卷归档的材料，必须按照规定，定期向本单位档案机构或者档案工作人员移交，集中管理，任何个人不得据为己有。"收集工作主要是依靠建立健全归档制度来完成的，主要包括明确归档范围、确定归档时间、制定归档份数、履行归档手续和满足归档文件要求。

（二）归档文件范围

1. 上级来文

上级来文包括：需要贯彻执行的上级重要会议文件；上级业务主管部门的法规性文件；上级视察工作形成的文件资料；代上级草拟并被采用的文件；上级单位转发本单位的文件等。

2. 本单位形成的各种文件

本单位形成的各种文件包括：本单位代表性会议、工作会议和专业会议的文件资料；本单位颁发的各种正式文件的签发稿、修改稿、印制本等；本单位的请示与上级的批复；反映本单位业务活动和科学技术的专业文件材料；本单位或本单位汇总的统计报表和统计分析资料及财务资料；本单位领导人公务活动中形成的重要信件、电报、电话记录；本单位成立、合并、撤销、更改名称、启用公章及其组织简则、人员编制等文件材料；本单位（本行业）的历史沿革、大事记、年鉴、反映本单位（本行业）重要活动事件的简报、荣誉奖励证书、有纪念意义和凭证性的实物和展览照片、录音、录像等文件材料；本单位（包括上报和下批）干部任免（包括备案）、调配、培训、专业技术职务评定、聘任等文件材料；本单位财产、物资、档案等的交接凭证、清册；本单位与有关单位签订的各种合同、协议书等文件材料；本单位外事活动中形成的材料等。

3. 下级报送的文件

下级报送的文件包括：下级单位报送的重要的工作计划、报告、总结、典型材料、统计报表、财务预算、决算等文件；直属单位报送的重要的科技文件材料；下级单位报送的法规性备案文件等。

4. 相关文件

各种普查工作中形成的文件材料；按有关规定应该归档的死亡干部的文件材料；同级单位和非隶属单位颁发的非本单位主管业务但需要执行的法规性文件；有关业务单位对本单位工作检查形成的重要文件；同级机关和非隶属单位与本单位联系、协商工作的文件材料等。

（三）归档时间确定

归档时间是指文书处理部门或有关业务部门将需要归档的文件向档案部门移交的时间。应该根据各种文件的形成特点和规律，具体规定其归档时间。

管理文件：一般在形成文件的第二年上半年内向档案部门移交归档。科技文件，根据文件形成的具体情况有不同的要求。一般有以下5种情况：一是按项目结束时间归档。二是按工作阶段归档。三是按子项结束时间归档，大型项目或研究课题，通常由若干子项组成，这些子项相对独立，工作进程也不尽相同。当一个子项工程结束后，所形成的文件可先行归档。四是按年度归档，对活动和形成周期长的科技文件或作为科技案保存的科技管理性文件，一般按年度归档。五是随时归档，对于科技文件复制部门和科技档案部门合一的设计单位的施工图、机密性强的科技文件、外购设备的随机材料以及委托外单位设计的科技文件等，应随时归档。

会计文件：在会计年度终了后，暂由企业财务会计部门保管一年，期满后移交给档案部门保管。人事文件，一般应在办理完毕后的10天或半个月内向档案部门归档。对于一些专业性强、特殊载体形式的或机密性强的文件，驻地分散的下属单位的文件，形成规律较为特殊的文件及新时期涌现出来的企业文件，为了便于实际的利用和管理，经过一段时间的实践和总结，可适当地调整归档时间，既要便于企业工作人员在文件形成后一定时间内就近利用，也要便于有保存价值的文件及时归档。

（四）归档份数管理

归档份数是指企业文件归档数量。总的来说，凡是需要归档的文件一般归档一份，重要的、使用频繁的则需要归档若干份。关于归档份数的管理规定不宜过于笼统，也不能过于简单划一。

（五）归档手续管理

编制移交清单一式两份，交接双方按移交清单清点案卷。移交清单清点无误后，双方在移交清单时填写有关项目并签字，各留一份，以备查考。科技档案还须编写归档文件简要说明，由归档人员编写。一般包括以下内容：项目的名称和代号，项目的任务来源、工作依据和实施过程，项目的科技水平、质量评价和技术经济效益，科技档案质量情况，项目主持人及参与者姓名和分工，文件整理者和说明书，撰写人姓名、日期等。

（六）电子文件的归档管理

电子文件归档，是将经过初步整理登记的具有保存价值的电子文件，从计算机或网络的存储器上拷贝或刻录到可移动的磁、光介质上并移交至档案室（馆）以便长期保存的工作过程。

1. 电子档案的特点

在单位的计算机信息处理系统中，电子档案是作为管理或经营信息而被保存起来的。它的作用主要表现为两个方面：其一，对于管理或经营活动来说，它是重要的原始凭证，是单位工作目标实现情况的记录，是单位历史面貌的一个组成部分；其二，对于单位的信息系统来说，电子档案是这个系统信息资源的组成部分，它可以直接转化为数据库、资料库中的信息，它是各种信息补充、更新或再生产的重要来源，是系统正常运行的信息保障。

电子档案是电子文件的转化物，具有电子文件的所有技术特性。因此，在管理上它与传统档案有很大差别。电子档案的特点如下所述。

（1）保管位置较分散

传统档案实行实体集中统一管理形式，单位的档案集中于本单位档案室，国家档案集中于各级各类档案馆。而电子档案则不可能按照上述方式集中管理，它的相当一部分是通过档案部门掌握其逻辑地址而进行控制；有些部分是通过下载将信息转移到保存介质上而集中于档案部门；还有一些电子档案是采用在线集中，即将信息转移到档案部门指定的地址中进行管理。电子档案管理相对分散且形式多样的特点，加大了管理的复杂程度。

（2）保管技术程度高

电子档案的生命是由载体、信息和系统三个部分所构成的。这三个部分的存在和影响因素不一致，也不同步。它们之所以能够构成完整的电子文件或电子档案，是人们通过一定的技术手段将其联结在一起的。电子档案的载体磁盘是化工制品，老化、污损等都会影响它的质量，从而破坏信息记录；电子档案信息易受误操作、恶意更改或病毒的侵害；计算机软、硬件系统的升级换代会造成原有环境下生成的文件无法识读和利用。对上述三个方面因素进行管理和控制的难度远远超过了对传统档案的管理，是信息化环境下原始记录保管的重大课题。

（3）信息再利用即时性强

电子档案信息在计算机网络系统中再循环的即时性强。传统档案信息在现行活动中的转化方式有两种：一种是在单位使用档案的过程中将有关信息提取出来，融入现行文件当中；另一种是档案部门编辑一些档案参考资料，提供给单位使用。前一种方式的信息使用过程具有一次性；后一种方式的信息虽专题性、系统性强，但转化过程慢，时效性较低。在计算机网络系统中，电子档案信息可以同时以不同的形态分流，即电子档案归档的同时，那些具有数据价值的信息被数据库采集，有资料价值的进入资料库，又成为新的电子文件的来源。

（4）可以在线利用

电子档案的利用可以采用非在线方式，但是更多情况下是采用在线方式。电子档案在线利用的方式对于用户来说基本上摆脱地域和时间限制，调阅文件主动性强、批量大和表现方式多，使文件查找速度快，可以实现信息或数据的共享，因此这种方式能够充分发挥信息系统的优越性。由于在线利用是一种信息管理者与用户非接触式利用方式，所以，利用过程中的信息真实性证实方式、信息复制和公布的权限、信息拥有者及内容涉及者权益的保护等问题，都需要在管理中加以解决。

2. 电子档案的归档方式

（1）物理归档方式

物理归档包括介质归档和网络归档两种方式。介质归档是指文书部门将电子文件下载到存储介质上移交给档案部门；网络归档是指将电子文件通过网络直接传输给档案部门进行存储。物理归档可以实现档案的集中管理。

（2）逻辑归档方式

逻辑归档是指文件形成部门将归档文件电子档案的逻辑地址通知档案部门，从而使档案部门实施在网络上控制与管理电子档案的归档方式。经逻辑归档后，电子档案的物理存在位置不会改变，也杜绝了文件形成部门对电子档案进行修改和删除等情况的发生。

（3）"双套制"归档

"双套制"归档是指采取物理归档或逻辑归档的电子档案，同时制成纸质档案予以归档的方式。目前，采取"双套制"归档主要是为了在计算机或网络系统出现意外事故时能够确保电子档案信息的完整性和真实性。实行"双套制"归档并非要求单位将所有的电子档案都输出成为纸质档案；主要是对那些具有法律凭证作用的，需要确保其安全、秘密和真实性的电子档案采取"双套制"的归档办法。

3. 确定电子文件的归档范围

电子文件的归档范围参照国家关于纸质文件材料归档的有关规定执行，并应包括相应的背景信息和原始数据。电子档案的特性和表现的功能不同于纸质档案，因此造成其收集范围也有所不同：起辅助作用或正式作用的电子文件；不同信息类型的电子文件；电子文件在读取、还原时生成的技术设备条件、相关软件和元数据。

4. 电子档案的归档时间与手续

电子档案的归档时间分为实时归档和定期归档两种情况。实时归档是指电子文件形成后即时归档；定期归档是指按规定的归档周期归档。一般情况下，通过计算机网络归档的电子档案应采取实时归档；介质档案可以采取定期归档。电子归档的手续分为进行技术鉴定和履行归档手续两个步骤。

（1）进行技术鉴定

电子档案在归档时要进行技术鉴定，鉴定的内容包括：档案的技术状况是否完好、支持的软件以及配套的纸质文件和登记表格是否完整等。检验的结果应填写《电子档案接受检验登记表》。

（2）履行归档手续

采用介质归档方式的电子档案，在对归档文件检验合格、清点无误后，移交的双方应在《归档电子文件登记表》《归档电子文件移交检验表》和《电子档案接受检验登记表》上签字盖章。移交文件均一式两份，交接双方留存备查。采用逻辑归档或网络归档方式的电子档案，首先由文件形成部门为文件赋予归档标识，然后提交给档案部门；档案部门再赋予已经归档的文件档案管理标识。实行逻辑归档或网络归档时，计算机系统可自动生成《归档电子文件登记表》，打印输出后，移交双方签字签章、留存备查。

采用"双套制"归档的纸质文件履行与纸质公文相同的归档手续。明确归档时间。电子文件的归档一般在年度或任务完成后，或一个阶段之后的一段时间内进行归档，可视其具体情况而定。一般网络归档可实时进行，磁盘归档应按照纸质文件的规定定期完成。

5. 确定归档份数

一般拷贝两套，保存一套，借阅一套。如在网上进行，也要保存一套。必要时应保存两套，其中一套异地保存，以提高安全性和可靠性。

6. 选用归档方法

选用归档方法一是磁盘归档，是将经过整理最终版本的应归档的电子文件存入磁、光载体介质上；二是网络归档，一般在局域网或其他网络环境下采用。

7. 电子档案的归档要求

（1）齐全完整

电子档案归档的齐全完整是指除了文件内容之外的软、硬件环境信息的收集须齐全完整，如电子档案的设备、支持软件、版本、说明资料等均记录清晰。

（2）真实有效

真实有效是指归档的电子档案应该是经签发生效的定稿，图形文件如果经过更改，则应将最新的版本连同更改记录一并归档。

（3）整理编目

在电子档案归档前，文件形成部门应对文件载体进行整理，并在其包装和表面粘贴说明性标签；对文件的形式和内容进行著录、登记等。归档时，应将有关的目录和登记表同时移交给档案部门。

（4）双套备份

物理归档的电子档案要求复制双套备份脱机文件，其中一套保存、另一套提供利用。重要部门或有条件的单位，最好对电子档案实行双套异地保存，以便在突发灾难性事故时确保单位核心文件的完整与安全。

8. 电子档案的收集要求

电子档案收集是一项经常性的按有关规定和标准进行的工作。为保证归档的电子文件的真实性，电子档案的收集积累工作必须从电子文件形成阶段就开始，贯穿于公文处理和科技工作的整个过程，而且还必须了解和掌握电子文件的形成规律和形成过程。

在计算机网络系统上运转的电子文件，可用记录系统来记载电子文件的形成、修改、删除、责任者、入数据库时间等。用载体传递的电子文件，要按规定进行登记、签署，对于更改处，要填写更改单，按更改审批手续进行，并存有备份件，防止出现差错。电子文件的收集积累应由文件的形成部门集中管理，不得由个人分散保管。对于网络系统，应建立文件数据库，并将对应的电子文件注明标识。

二、档案收集的装订管理

（一）归档文件整理

归档文件以"件"为整理单位。一般以每份文件为一件，文件正本与定稿为一件，正文与附件为一件，原件与复制件为一件，转发文与被转发文为一件，报表、名册、图册等一册（本）为一件，来文与复文可为一件。

分类方案的"最低一级类目"是指分类时所确定的类目体系中设在最低一级的类目，例如，按照"年度机构—保管期限"分类中，"保管期限"即为最低一级类目。在最低一级目录内，按事由结合时间、重要程度等排列。会议文件、统计报表等成套性文件可集中排列。

（二）归档文件修整

1. 修裱破坏文件

修裱是指使用黏合剂和选定的纸张对破损文件进行"修补"或"托裱"，以恢复文件的原有面貌，增加强度，延长寿命。其中，修补主要针对一些有孔洞、残缺或折叠处已被磨损的文件，包括补缺的托补；托裱则是在文件的一面或两面托上一张纸以加固文件。

2. 复制字迹模糊或易蜕变的文件

对字迹模糊或易蜕变的文件，一般采用复印的方式进行复制。如传真件字迹耐久性差，须复制后才能归案。但复印件本身也存在耐久性方面的问题，如易粘连等，需要采取一定措施加以防范。为减少复印件粘连的概率，复印时墨粉浓度不宜太大，颜色不宜太深，并且最好采用单面复印。

3. 超大纸张折叠

实际工作中，某些特殊形式的文件，如报表、图样等，纸张幅面大于 A4 或 16 开型，而档案盒尺寸是按照 A4 纸张的大小设计的，这就需要对超大纸张加以折叠。折叠的操作要求比较简单，但要注意减少折叠次数，同时折痕处应尽量位于文件、图表字迹之外。文件页数较多时宜单张折叠，以方便归档后的查阅利用。

（三）归档文件装订

1. 常用装订方法

（1）线装式

从档案保护的角度看，线装无疑是最好的选择。但除了较厚的文件，"三孔一线"的装订方法已不再适用于文件档案管理。现在的常见做法是使用缝纫机在文件左上角或左侧轧边，但这种方式存在针脚过密、易造成纸页从装订处折断的问题，且设备成本也相对较高。如在文件左上角或左侧穿针打结，操作比较烦琐。

（2）变形材料

使用变形材料装订方法简单，但对材质必须有较高的要求。金属制品如不锈钢夹、燕尾夹等，必须采用质地优良的不锈钢制品，而且必须考虑所在地区气候条件以及库房保管条件，谨慎使用；制品则必须同时有足够强度，以免年久断裂。要注意使用金属装订的归档文件材料不能使用微波设备进行消毒，否则可能引起火灾。

（3）粘接式

一般采用糨糊及脱水粘贴的办法，成本较低。但这种方式存在可逆性差、复印及扫描时不能拆除的缺点，材料的可靠性也有待进一步论证。还有热熔胶封装的办法，但由于成本较高不易推广。另外，穿孔式的铆接式方法对档案破坏较大，因此不宜用于归档文件的装订。

2. 装订具体做法和要求

确定装订位置，从左到右横写文书左侧装订。除去金属物，以防锈蚀文件。修正裱糊破损文件，用白纸加边托裱未留装订线位置或装订线上有字迹文件。折叠理齐大小不一的纸张和长短不齐的文件。案卷采用三孔一线的方法装订，结头打在背面。复制字迹已扩散的文件，并与原件一起装订。

第二节　档案管理的具体流程与创新

一、档案分类管理中的流程创新

（一）档案分类方法

档案分类，是指全宗内归档文件的实体分类，即将归档文件按其来源、时间、内容和形式等方面的异同，分成若干层次和类别，构成有机体系的过程。档案分类方法主要有以下几种：

职能分类法，职能是一个机构或组织在社会生活中的作用和功能，即按档案内容所反映的管理职能分工来划分档案的类目。如企业的生产部门、销售部门、财务部门、物流部门等的档案分类管理。在中国档案实体分类和信息分类中，职能分类占据着十分重要的位置。

问题分类法，即按档案内容所反映的问题性质来划分档案的类目，又称"事由分类法"。如企业的技术研发问题、职工的保险问题等。其优点在于，能够集中立档单位具有共同内容的档案，较好地保持文件之间的联系，便于反映立档单位各项工作的情况。缺点问题分类法在类别设置上需要档案人员根据档案的具体情况归纳、拟订，操作上比年度、机构分类法有更大的困难。

组织机构分类法，即按单位内容设置的组织机构来划分档案的类目。如人事处、办公室等。优点在于，能较好保持档案在来源上的联系，完整地反映各个内部组织机构活动的情况；内部机构为分类标志，概念明确、客观，有助于文件的准确归类；有共同内容的文件相对集中，便于查找。该方法适用于立档单位内部机构比较稳定，内部机构之间的档案界限清楚，便于识别和区分。

年度分类法，即按文件形成或处理的所属时间阶段来划分档案的类目，一般是将文件按其形成年度或内容针对的年度分开，同一年度的文件排列在一起。其优点是：分类标志客观、明确，操作简单易行；符合立档单位按年度归档的制度，文件归类时界限明确；可以较好地体现立档单位工作活动的历史发展进程。

型号分类法，即按产品或设备的种类与型号来划分单位的产品档案或设备档案的类目。企业档案，尤其是产品或设备档案较多时采用此法，例如，按照产品的不同型号与种类划分。

课题分类法，即按独立的研究课题（或称专题）来划分科研档案的类目。

工程项目分类法，即按独立的基建工程来划分基建档案的类目。相对独立的科技项目是指一项工程、一种产品、一台设备仪器、一个科研课题等。项目较多时还要按项目性质加以归类。

专业性质分类法，即按档案内容所涉及和反映的专业性质来划分档案的类目。

档案形式分类法，即按档案文件的外形、名称及制作载体等来划分档案的类目。

（二）分类方案的制订

分类方案是档案分类的表现形式，是以文字或图表形式表示一个全宗内档案分类方案体系的一种文件。制订分类方案时，注意方案要具有统一性，类目要具有排斥性，不能你中有我、我中有你，同时类目要有伸缩性，能随着客观变化而增加或减少。

在单位档案部门的实际工作中，当归档文件数量较多时，分类工作需要分层进行，单纯采用一种分类方法的情况是比较少见的，较多的是将几种分类方法结合使用，称之为复式分类法。下面列举几种常用的复式分类法，并对相应的分类方案加以说明。

年度-机构-保管期限分类法，即先将归档文件按年度分类，每个年度下按机构分类，再在组织机构下面按保管期限分类。这种分类方法适用于内部机构虽有变化但不复杂的立档单位。

该方法的优点是不受历年机构变动的影响，每年归档的案卷依次上架，便于接收和保管，是现行机关分类中使用较多的一种归档方法。

年度-保管期限-机构分类法，就是把一个单位的档案先按年度分开，每个年度内分为永久、长期、短期三种保管期限，然后再按组织机构分开。这种分类方式是年度-组织机构的扩大使用。这种方式的优点是简便易行，与文书处理制度相吻合，标准客观，便于归类，多数单位采用此法。缺点是一个组织机构的档案被年度隔成许多部分，较分散，不便查阅。

保管期限-年度-机构分类法，即首先按保管期限分类，然后在保管期限下再分年度、组织机构。这种方式按照保管期限分类，有利于区别重点，便于保护重要档案，为档案鉴定、保管和利用工作创造有利条件。

机构-年度-保管期限分类法，即首先按组织机构分类，然后在组织机构下再分年度、保管期限。此法适用于内部组织机构分工明确、基本稳定且具有一定数量档案的立档单位。

机构-保管期限-年度分类法，先按组织机构分，再按保管期限、年度分。此法适用于机构设置比较稳定的立档单位。采用组织机构为首级类符合档案形成特点，按组织机构分能客观地反映立档单位各个组织机构工作活动的面貌和状况，能比较好地保持档案在来源上的联系，但不能保持档案内容上的一致性。

问题-年度-保管期限分类法，先按问题分，再按年度、保管期限分。此法适用于立档单位内部机构分工不明确、变动频繁，或文件已经混淆，多用于撤销机关和历史档案的分类。优点是便于保持文件内容上的联系，同一问题的文件较集中，但类目设置与文件归类难以把握。

年度-保管期限分类法，先按年度分，再按保管期限分类。

保管期限-年度分类法，先按保管期限分，再按年度分类。在分类时应针对不同单位的档案的具体情况，灵活地采用适合本单位具体情况的分类方案。分类方案是进行分类工作的依据，无论采用哪种分类方案进行分类，一个单位的档案分类方法应该一致，并应保持相对稳定，使分类体系具有科学性，以便于查找利用。

（三）电子档案分类管理

随着电子计算机及网络信息技术的迅速发展和广泛应用，机关团体、企事业单位在社会活动中形成的电子文件日益增多，电子文件的处理和电子档案的管理已经成为档案工作者一项新的任务。电子档案是指具有保存价值且已归档的电子文件及相应的支持文件。而电子文件（Electronic Records）是以代码形式记录于磁盘、磁带、光盘等载体中，依赖计算机系统存取并可在网络上传输的文件。完整的电子文件包括内容、背景和结构三要素。电子档案与传统的纸质档案不同，电子档案的种类有不同的划分标准，目前，主要有以下几种划分法。

1. 按电子档案的住处存在形式分类

文本文件（Text），或称为字（表）处理文件，是指使用文字处理软件生成的文字文件、表格文件以及各种管理活动中形成的公文、报表和软件说明等，由字、词、数字或符号表达的文件。其电子文件类别代码为 T。文本文件应分门别类地加以管理，各机关应根据本机关电子文件形成机构的实际情况建立文件分类体系。

数据文件（Data），亦称数据库电子文件，是指在事务处理系统中单独承担文件职责，或者作为文件的重要组成部分出现的数据库数据对象，也可以说是以数据库形式存在的具有文件属性的记录，即各种类型的分析、计算、测试、设计参数以及管理等数据文件。其电子文件类别代码为 D。在实际工作中，机关、企事业单位形成的各类信息都要建成数据库，因此数据文件是很多单位处理的常见文件。

图形文件（Graphic），是指根据一定算法绘制的图表、曲线图，包括几何图形和物理量如强度等用图标表示的图形等，是由 CAD 系统生成的二维或三维图形文件。其电子文件类别代码为 G。

图像文件（Image），是指使用数字设备采集或制作的画面，如用扫描仪扫描的各种原件画面，用数码相机拍摄的照片等。其电子文件类别代码为 I。

影像文件（Video），是指使用视频捕获设备录入的数字影像或使用动画软件生成的二维、三维动画等各种动态画面，如数字影视片、动画片等。其电子文件类别代码为 V。

声音文件（Audio），是指用音频设备录入或用编曲软件生成的文件。其电子文件类别代码为 A。

命令文件（Program），是指为处理各种事务而用计算机语言编写的程序，是一种计算机软件。其电子文件类别代码为 P。软件是计算机的灵魂，没有计算机软件，计算机就什么也做不了。软件是指挥和控制计算机工作的程序和程序运行所需的数据。计算机软件包括系统软件和应用软件两种。

2. 按文件的功能分类

按文件的功能分类可分为主文件和支持性、辅助性、工具性文件。主文件是指表达作者意图、行使职能的文件，是文件内容的依附，是保护的重点。支持性文件，是指生成和运行主文件的软件，如文字处理软件、表格处理软件、图形软件、多媒体软件等。辅助性、工具性文件主要是指在制作、查找主文件过程中起辅助作用的文件，如计算机程序类文件通常附带若干辅助设计文件、图形文件，数据库通常附带若干辅助数据库和相应的索引文件、备注文件等。

3. 按文件的生成方式分类

计算机系统中直接生成的原始文件和将纸质或其他载体（如胶片）文件重新录入生成的交换文件。

归档的电子文件由形成部门负责分类整理，档案部门协助指导，总的来讲，产品研制或工程设计过程中形成的电子档案应以产品型号、研究课题或建设项目为单元按电子档案类别分类。图形、图像类文件按产品隶属或分类编号排列，如建设项目可以按设计、施工、结构、维护管理等先分，再结合电子档案类别分类。

二、档案检索管理中的流程创新

检索是把档案材料的内容和形式特征著录下来，存储在各种检索工作中，根据利用者的要求，及时把档案查找出来，为各项工作服务，是提供利用的先期工作。编制完美的检索工具体系，主要包括以下几方面。

（一）档案检索工具的编制

档案检索工具，是用以揭示档案的内容和成分，报道和查找档案材料的工具。检索工具有两个基本功能：存储和查找。两者是互相协调、互相制约的统一体。检索工具将"藏"与"用"两者连接在一起，架起档案和利用者之间的"桥梁"，沟通利用者和管理者之间的关系。为了适应利用者对档案的多种类、多角度的需求，通常需要编制多种类型的检索工具。理想的档案检索工具，必须符合存储档案信息量丰富、检索迅速准确和方便实用的要求。一般来讲，单位根据自己的实际情况，编制检索工具包括以下几种。

1. 归档文件目录

归档文件是由不同条目按照一定的体系和方法排列而成的，条目则是通过对归档文件内容和形式方面的特征进行分析、记录后获得的。归档文件目录以"件"为单位，系统全面地反映了全宗内归档文件的体系结构，包括件号、责任者、文号、题名、日期、页数和备注等项目。

件号就是文件在卷内的顺序号；责任者就是文件作者；文号就是文件的发文字号；题名就是文件标题，一般文件都有标题，如果没有，自拟标题加方括号以示区别。

2. 分类目录

分类目录是按照体系分类法的基本原理，将档案主题按《中国档案分类法》的逻辑体系组织而成的目录。它的主要特点是系统性、集中性强，打破了全宗界限，把内容性质相同的档案信息内容组织到一起，便于检索，使利用者从不同的问题、专业查找利用档案，获得有关某个专题的系统、全面的档案材料；灵活性和适用性强，能根据利用档案的不同要求，变换组合成多种性质的专题卡片。分类目录一般采用卡片式，一文一卡或一卷一卡。卡片排列时应按分类号的顺序逐级集中。分类目录是档案室的一种综合性、主导性的检索工具，反映全部馆藏档案内容和成分，具有较强的族性检索功能，在档案检索体系中占有非常重要的地位。

分类目录最重要的问题是对条目的分类。对于一个档案馆来说，档案数量极其丰富，以案卷级或文件级为著录单位，可能著录成几十甚至几百张卡片，数量相当庞大。如何合理准确地对每张卡片进行分类，并不是容易的事情，这就必须参照国家档案局颁布的《中国档案分类法》，因为它是分类条目的依据。

3. 人名索引

人名索引是提示档案中所涉及的人物并指明其档案出处的检索工具。人名索引一般由人名和档号两部分组成。人名索引，一般按姓氏笔画、汉语拼音字母顺序或四角号码等方法排列。人名索引可以解决查人头材料的困难，利用者借助人名索引，能迅速地查出本馆（室）档案中记载某一人物的材料。其具有迅速、准确、系统的特点，是其他检索工具无法代替的。编制人名索引，排列时可以把同一个人的卡片集中在一起，但要注意区分同姓同名，避免张冠李戴，造成漏检或误检。此外由于历史原因，我国姓氏组成多种多样，姓有单姓和复姓，人名有名、字、别名、艺名、笔名、小名、字号、谥号等，在编制人名索引时，应进行必要的考证，凡有别名时，均按照原文著录，但应将其真实姓名附后，并加括号，如"鲁迅（周树人）"。

4. 全宗指南

全宗指南是以文章叙述形式介绍和提示档案室所保存的某一个全宗档案的内容和成分及其利用价值的一种书本检索工具，又称"全宗介绍"。其作用是介绍和报道某一全宗的历史、档案内容和成分，为利用者提供立档单位和有关档案的线索，便于档案人员掌握全宗的情况，更好地对档案进行科学管理和开展利用工作。秘书要通过全宗指南更好地熟悉档案和开展档案利用工作，提高档案的科学管理水平。

5. 主题目录

主题目录是根据主题法的原理，按照主题词的字顺，打破全宗界限和库藏排架顺序编制的目录。主题目录不受全宗、年度的限制，扩大了信息的存储范围，符合按主题利用档案的特点，查找迅速，检准率较高。它能够集中揭示有关同一事物的档案的内容，具有良好的特性检索功能。

6. 底图目录

编制底图目录，是企业对底图管理的特殊需要。由于底图不能组卷，需要单独平放或卷放，因此必须建立一套与此相适应的检索目录，以便于科学保管和查询利用。底图目录的项目有：序号、归档时间、底图号、底图名称、幅面张数、编制单位、编制日期、备注等。

7. 新型载体档案目录

随着科学技术的发展，特别是网络和多媒体技术的广泛应用，档案中非纸质载体材料的档案数量不断增加。在企业的各种生产经营和社会实践活动中，直接形成了许多有保存价值的录音、录像、照片、影片和磁盘等历史记录。声像档案是企业全宗的重要组成部分，必须由档案管理机构统一管理。不少单位编制的软盘目录、电子文件目录就属于此类。

盘号是以盘为单位编制的顺序号；保管单位名称就是简要表示该盘的内容，如某某部门某年文件；序号是盘中文件的顺序号，用于核对每盘中文件的数量；文件名是指电子文件的全名，即系统文件加扩展名，如"档案管理.doc"；题名是指盘中每一个文件的题名；档号是指双套保管的纸质档案的档号。

（二）档案检索的内容、意义与体系构建

1. 档案检索工作的内容

档案检索工作是指对档案信息进行加工和存储，并根据需要进行查找的工作。它是档案提供利用工作的基础和先决条件，是开发档案信息资源的必要条件。档案检索包括档案信息存储和查检两方面工作内容。存储是将档案中具有检索意义的特征标示出来，按照一定的顺序加以编排形成信息库；查检是指利用检索工具查找所需档案。这两个内容是密切联系的，存储是查检的前提和基础，查检则是存储的目的。

2. 档案检索工作的意义

档案检索工作的意义主要表现在：首先，档案检索工具在档案和用户之间架设了一道"桥梁"，沟通了两者的供需关系，用户借助检索工作便可以较为迅速准确地获取所需档案。其次，档案检索工具中存储了大量的档案信息，它不仅可以提供查询，同时可以成为档案机构与用户之间的交流工具。最后，档案检索工具记录了档案的主要内容和特征，集中、浓缩地揭示了库藏档案情况。

总之，档案能否及时、准确地提供给用户，充分发挥其作用，在很大程度上取决于检索工作。检索工作是衡量档案工作水平的一个很重要的尺度，有经验的文秘、档案工作者

总会不惜时间和精力，认真编制各种档案检索工具。

3. 档案检索体系

档案检索体系是档案管理部门为满足不同需要而编制的各种类型的在功能上相互联系、相互补充的检索工具的集合体。

（1）建立档案检索体系的必要性

档案检索工具的种类很多，但其特点各异，功能也有所不同。为了满足管理、交流和各种用户的不同需求，就需要编制一些既各具特色，又能互相联系和补充的检索工具。

（2）建立档案检索体系是提高检索效率的需要

长期以来，在一些档案部门中，存在着检索工具单一、检索方式落后的情况。比如，有的部门只重视卡片式检索工具的编制，而忽视了其他载体类型检索工具的编制；有的只重视编制手工式检索工具，而忽视了建立机读式检索工具。这样，必然影响检索效率。在今天全社会都讲效率的时代，如果档案部门不想方设法提高检索效率，就会落后于时代。因此，档案部门应该建立起门类齐全、能满足不同用户需求的检索体系，从而提高检索效率，使档案发挥出更大的效益。

（3）建立档案检索体系是扩大档案部门影响、宣传报道馆（室）藏的需要

检索工具不只有检索的作用，其实也可以向外宣传报道馆（室）藏。通过它可以让社会了解某一个档案部门保管有哪些类型、哪些内容的档案。这样，既方便了社会需求人士的查找，又扩大了档案部门的影响，还能给档案部门带来一定的经济效益。当然，作为宣传报道性的检索工具应以书本式或光盘式为主，仅靠常规的卡片式是不行的，因此，建立检索体系是非常必要的。

（4）建立档案检索体系是实现资源共享、扩大对外交流的需要

我国加入世贸组织以后，就要遵循国际惯例，在一些行业实现资源共享，档案资源即是其中一种。而像档案馆指南、全宗介绍之类的检索工具就可以充当对外交流、宣传的工具，尤其是电子档案检索工具更便于外界了解档案信息。因此，建立档案检索体系也是实现资源共享、扩大对外交流的需要。

4. 档案检索体系的要求

（1）科学、合理

档案检索体系从总体设计上要注意科学、合理。第一，要根据单位的实际情况和用户的不同需求，编制出既能突出馆（室）藏又能满足用户需求的检索工具；第二，检索工具的类型要多元化，既能满足不同用户的需求，又能满足宣传、交流的需要；第三，各种检索工具既要各具特色又能互相补充，但要避免重复交叉。

（2）立足提高检索效率

提高检索效率是建立检索体系的根本目的。为此，检索工具要简便易行，检索途径要多元化，另外还要大力建设计算机检索系统。这样，会从根本上解决目前在一些地方存在的检索效率低的问题。

（3）规范、标准

检索体系的建设要符合国家的各种规范，必须和国家文献管理的标准相一致。这样，既便于提高管理水平，又便于对外交流，实现资源共享。

（三）电子档案检索步骤分析

电子档案检索是指利用计算机和网络对档案进行分工和存储，并向用户提供档案文献资料。电子档案与纸质档案检索不同，随着计算机技术的发展，很多单位都建立了电子档案检索系统，为用户提供利用，大大地提高了档案检索效率。

电子检索在检索方法和检索性能上与以往的手工检索大不相同，电子检索速度快，检索效率高，只要检索软件设计合理，查准率和查全率都高于手工检索；而且不仅可按著录项目进行单项检索，也可把若干项目组合起来检索，还可以对电子文件进行全文检索。而且检索形式灵活方便，既可在档案室和办公室检索，也可异地查询检索，不过它对系统的依赖性较强。建立电子档案检索系统流程具体如下：

1. 建立网站

若要提供电子文件网络检索，建网站是第一步。在我国，只需到相关部门注册域名，购买服务器与相关网络设备，确定与互联网的连接方式，网站即告成立。

2. 加工检索信息，组织检索数据库

第一步，收集数字形式的检索工具和著录条目，对它们之间的联系进行分析，每一种联系都可能成为检索的一条路径。

第二步，在分析的基础上，着手设计站点体系结构和导航方案，实际上就是设计检索的路径，包括按机构、主题、责任者、保管期限等多条途径。导航方案一般为网状结构，各个节点之间的关系包括层次结构、时间关系、水平关系、内容关系等，可以借鉴一些用户网站的经验，提供直接检索（键入主题词、分类号、关键词等）和间接检索（在目录间浏览）两种检索方式。

第三步，根据导航方案，设计数据库。检索数据库一般可分为两种形式：第一，原文数据库，存储的主要内容是电子档案原文，原来是纸质载体的档案，借助于一定的设备和软件通过图像扫描和光学识别转化为电子档案；第二，目录数据库，一般有多个，以表达文件之间的多种联系，如全总数据库、分类目录数据库、主题目录数据库等，应在各个数据库之间建立联系。

3. 实现文件信息的共享

在完成内部检索信息加工后，还应将内部与外部相连，实现馆级联网检索，即链接相关站点，提供通向其他信息资源的途径，使档案信息系统成为通过网络利用电子档案的中心。同时，还可以通过各种途径，将档案站点人为地设成一个链接点，放到其他信息服务机构或政府机构的主页上。

第三节　病案管理在医院档案管理中的创新

一、实现病案管理的现代化

要牢固树立以人为本的理念，用现代化的医院建设为指导，用现代通信技术等先进的病案管理设备装备病案室，用科学、先进的技术和方法管理病案，建立与现代化医院建设相适应的体制和制度，实现病案管理工作的自动化、程序化。要把病案管理工作的全部环节都考虑进去，专心做好病案的信息管理和开发。加强对病案管理工作实施前端控制，在病案形成之初就介入管理，实施全程跟踪控制，实现病案管理电子化。加强组织管理。随着医疗纠纷举证责任倒置和我国新医疗事故处理条例的颁布实施，病案在现代社会生活中的地位和作用不断提高。医院中除病案管理委员会、病案科对病案实施管理外，医疗缺陷管理委员会等职能单位必须共同承担对病案的管理和监控。有关委员会和职能科要制定各自对病案的管理目标，共同组成医院全面系统的病案管理网络，以相互监督、相互制约、相互促进，实现对病案管理多角度、全方位的监控和指导。通过制定严格的病案管理质量标准，实现对病案的主动控制，对病案实施不间断的质量管理，从而经得起实践的检验。搞好人才培养。病案管理现代化，对病案管理人员的素质要求很高。病案管理人员必须具备基础医学知识、国际疾病分类知识、手术分类知识、档案管理知识、卫生统计学知识、计算机应用技术，具备与现代医院相适应的技术创新能力。病案科应该配备相应职称要求的中级以上的专业人才，病案管理人员应该具备本科以上学历，学科带头人必须具有副高级以上职称。

二、实现病案资源的数字化

病案资源数字化是病案管理现代化的前提和基础。要集中力量把纸质档案转换成数字文件。要重视和加强对诸如 OA 等各业务办公系统产生的现行电子文件的捕获、转化、转换方面的研究和利用，把这些数字文件直接转换为数字档案，解决"增量"档案的数字化问题，丰富、完善档案数字资源。档案工作要适应时代发展的需要，由原来单纯的档案管理模式转为以信息管理为主的信息化管理模式，实现档案工作以及档案管理的信息化。要注重借鉴国外的先进经验，重视通用软件开发应用和标准化工作，通过软件提供灵活扩充功能和自编软件接口。电子病案在国际上已经进入实用阶段，成为新世纪的新的病案管理方式。电子病案可以使医院实现从"管病"到"管人"，从"管医疗"到"管健康"的转变，真正体现一切以病人为中心的服务宗旨。要应用计算机技术进行病案管理。通过计算机建立适用于自身发展的病案编号系统、科学的病案分类排列系统、完善的病案归档系统、完整的病案索引系统、科学的病案借阅系统以及严格的病案追踪系统，以极大地降低病案管理人员的劳动强度，促进病案管理的科学化和高效率。要应用条形码自动识别技术。现在较之更快速、更准确的条形码自动信息识别技术，克服电脑键盘输入容易出错和速度慢的缺点，从而使上述各项工作效率大大提高。要应用录音听打系统。医生可应用该系统口述录音各种记录，所得录音经病案科专人打印或输入计算机，或经声音转为文字的新技术转入计算机存储。

三、实现病案服务的网络化

档案服务的网络化，能够最大限度地方便使用者，确保使用者最大限度地获取服务。医院可以建立病案信息系统外部利用平台，用户可以通过互联网访问病案信息系统获取所需的病案信息，实现病案信息的远程利用。对于现行电子病案，可以设立相应的自助电子阅览室，用户可以根据授权通过电子阅览专用计算机，自助获得相关领域的现行电子文件查阅。引入 ISO9000 管理体系。实现管理程序文件化。定期接受本院内部评审和外部评审，使医院档案管理逐步走上正规化、科学化、现代化轨道。切实改变传统的纸质档案的管理方式，加强电子档案的统一管理，利用计算机和网络进行档案收集、整理、鉴定、保管和统计等日常工作。实行文档一体化管理。通过构建网上档案服务平台，把已有的档案目录数字化，建成目录查询系统，为更多的用户提供服务。把部分纸质档案转化为数字档案信息，实现档案实体和档案信息分离；通过建立各类全文数据库和多媒体数据库，设置管理权限，在保证数据安全保密的前提下实行统一管理、资源共享，实现档案信息资源的数字化、网络化进程；实现计算机的检索、查询和网上传输，变实物档案室为虚拟电子档案室，从而提高档案的规范化和网络化。

四、实现病案控制的法治化

病案管理是一个系统管理过程，必须遵守有关法律法规的要求。制定与病历的记录、保存、传递等利益相对应的可行性规章制度和有关提供服务的具体程序，做到有法可依，有章可循。要建立合理、科学的病案管理制度，以便更好地发挥制度的指导和规范作用。落实制度要赏罚分明，保障制度的权威性。严格源头管理。医院要建立完善的质控体系，严格实施病案考核和奖惩制度。临床医务人员不仅要做好检查、诊断和治疗，而且要及时、准确、全面、规范地书写病案。科主任和质控员必须严格审核检查每一份病案，保证甲级病案率在95%以上，坚决杜绝丙级病案，确保每一份移交到病案室的病案资料质量。采用国际疾病、手术分类方法，建立完善科学的检索体系。要按照国际疾病分类的具体结构、编码原则及方法的要求，确保编码资料的准确性、科学性和实用性。建立健全医院病案的动态管理制度，使医院的病案管理部有足够的职权，将投诉管理、信息中心和宣教工作并入质量管理部，让质量管理部具备质量控制和培训职能，不但能够进行有效的质量控制，并且能对显现出的问题有针对性地制定措施和实施培训，这样才能使医院的质量安全工作得到持续有效的提高；在现阶段，医院质量管理部门权责应高于其他职能部门（或者以医院质量安全委员会形式出现，由主要院领导担任委员会主任），这样才能督促各职能部门保证所负责工作的质量，避免出现职能交叉多头管理的局面，由质量管理部统一构建医院质量控制和安全保障体系，全方位地监控医院质量安全工作。

参考文献

［1］董四平，陶红兵. 医院管理与卫生政策研究方法［M］. 北京：中国协和医科大学出版社，2022.

［2］王兴鹏. 医院后勤管理［M］. 北京：中国协和医科大学出版社，2022.

［3］陈英耀. 医院人力资源管理［M］. 北京：中国协和医科大学出版社，2022.

［4］张蔚. 现代医院文档管理［M］. 西安：世界图书出版西安有限公司，2022.

［5］潘美恩，廖思兰，黄洁梅. 医院档案管理与实务［M］. 长春：吉林科学技术出版社，2022.

［6］黄惠根. 医院五常法管理与实例精粹［M］. 广州：广东科学技术出版社，2021.

［7］袁向东. 大数据DRG助力医院精准管理［M］. 广州：广东科学技术出版社，2021.

［8］韦铁民. 医院精细化管理实践第3版［M］. 北京：中国医药科学技术出版社，2021.

［9］吕志兰. 医院感染管理与急危重症护理［M］. 北京：中国纺织出版社，2021.

［10］金荣华. 新发突发传染病的医院应急管理［M］. 北京：科学技术文献出版社，2021.

［11］刘文清. 医院信息化管理［M］. 哈尔滨：黑龙江科学技术出版社，2020.

［12］汪媛媛，王思齐，陈乐. 新时期医院档案管理与发展研究［M］. 燕山大学出版社，2020.

［13］方福祥. 预算重构基于医院战略的精益管理［M］. 北京：中国协和医科大学出版社，2020.

［14］蒋飞. 现代医院管理精要［M］. 北京：科学技术文献出版社，2019.

［15］王霜. 现代医院管理制度研究［M］. 秦皇岛：燕山大学出版社，2019.

［16］袁向东，陈维雄，欧凡. 按病种付费下医院管理策略［M］. 广州：暨南大学出版社，2019.

［17］吴兆玉，陈绍成. 实用医院医疗管理规范［M］. 成都：四川科学技术出版社，2019.

［18］王以朋，胡建平，张福泉. 医院流程管理与信息化实践［M］. 北京：中国协和医科大学出版社，2019.

［19］莫求，王永莲. 医院行政管理 ［M］. 上海：上海交通大学出版社，2019.

［20］邹妮，孙喆. 医院感染管理 ［M］. 上海：上海世界图书出版公司，2019.

［21］杨思进. 走进医院管理的世界 ［M］. 成都：四川科学技术出版社，2018.

［22］黄俊谦，喻允奎，高杰. 现代医院综合管理实践 ［M］. 哈尔滨：黑龙江科学技术出版社，2018.

［23］郭启勇，赵玉虹. 现代医院管理新论 ［M］. 北京：人民卫生出版社，2018.

［24］赵海专，杨有业，金华. 现代实用医院管理 ［M］. 北京：科学技术文献出版社，2018.

［25］田绪荣. 现代医院管理 ［M］. 北京：科学技术文献出版社，2018.

［26］王成增，张建功. 现代医院管理理论与实务 ［M］. 北京：科学出版社，2018.

［27］臧培毅. 现代医院管理理论与实践 ［M］. 长春：吉林科学技术出版社，2018.

［28］徐冉. 精编现代化医院管理 ［M］. 上海：上海交通大学出版社，2018.

［29］秦环龙，范理宏. 现代医院管理实用操作指南 ［M］. 上海：上海三联书店，2017.

［30］李亚军. 现代医院管理规范与实践 ［M］. 西安：世界图书出版西安有限公司，2017.

［31］马恩祥. 医院职业化管理探索与实践 ［M］. 武汉：湖北科学技术出版社，2017.